M. Herbst
Haut, Allergie und Umwelt

Springer

*Berlin
Heidelberg
New York
Barcelona
Budapest
Hongkong
London
Mailand
Paris
Santa Clara
Singapur
Tokio*

Matthias Herbst

Haut, Allergie und Umwelt

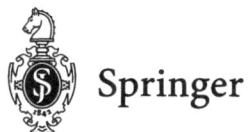
Springer

Dr. med. Matthias Herbst
ORDERMAG aol.com
Fax: 06221/402088

Mit 30 Farbabbildungen und 30 Tabellen

ISBN 978-3-540-62830-9 ISBN 978-3-642-80395-6 (eBook)
DOI 10.1007/978-3-642-80395-6

Die Deutsche Bibliothek – CIP-Einheitsaufnahme
Herbst, Matthias: Haut, Allergie und Umwelt / Matthias Herbst. -
Berlin ; Heidelberg ; New York ; Barcelona ; Budapest ; London ;
Mailand ; Paris ; Santa Clara ; Singapur ; Tokio : Springer, 1998

Dieses Werk ist urheberrechtlich geschützt. Die dadurch begründeten Rechte, insbesondere die der Übersetzung, des Nachdrucks, des Vortrags, der Entnahme von Abbildungen und Tabellen, der Funksendung, der Mikroverfilmung oder der Vervielfältigung auf anderen Wegen und der Speicherung in Datenverarbeitungsanlagen, bleiben, auch bei nur auszugsweiser Verwertung, vorbehalten. Eine Vervielfältigung des Werkes oder von Teilen dieses Werkes ist auch im Einzelfall nur in den Grenzen der gesetzlichen Bestimmungen vom 9. September 1965 in der jeweils geltenden Fassung zulässig. Sie ist grundsätzlich vergütungspflichtig. Zuwiderhandlungen unterliegen den Strafbestimmungen des Urheberrechtsgesetzes.

Springer-Verlag Berlin Heidelberg 1998

Umschlaggestaltung: Design & Production, Heidelberg
Herstellung: W. Bischoff, Heidelberg
Satz und Abbildungen: RTS, Wiesenbach b. Heidelberg

SPIN 10501561   23/3134 - 5 4 3 2 1 0
Gedruckt auf säurefreiem Papier

Vorwort

Tagtäglich werden Tausende von Chemikalien in unsere Atmosphäre freigesetzt. Gibt es Monographien zu einzelnen dieser Substanzen, so ist ein Überblick über die jeweiligen Wechselwirkungen auf den menschlichen Organismus so gut wie unmöglich. Diese unbefriedigende Situation sowie diverse Erfahrungen mit verschiedenen Umweltkatastrophen (z.B. Tschernobyl, Seveso) führen zu einer wachsenden Verunsicherung der Bevölkerung. Alternative Heilmethoden werden zunehmend mehr akzeptiert und gefordert, da die traditionelle Schulmedizin durch eine überbordende Bürokratie und technokratisches Denken oft noch nicht einmal den Erfordernissen der eigenen Ärzte mehr gerecht wird.

Gerade als Hautarzt sieht man täglich Dutzende von Menschen, die unter Reaktionen ihrer Haut bzw. ihres Immunsystems leiden, die auf Einflüsse der Umwelt im weitesten Sinn zurückgeführt werden können. Oft fehlt kassenärztlich tätigen Dermatologen systembedingt die Zeit, sich intensiv mit dem Patienten über die Umstände seiner Erkrankung auseinanderzusetzen, was für den Patienten häufig ein frustrierendes Erlebnis darstellt.

Da dies durch die politisch gewollte und an finanziellen Ressourcen orientierte Umgestaltung unseres Gesundheitssystems künftig noch drastischer werden wird (die Zahl der Betroffenen und insbesondere im Allergiebereich steigt drastisch bei schwindenden Ressourcen der Kassen und Stagnation der Zahl der Dermatologen und Allergologen), muß letztendlich der Patient durch sein Verhalten entscheiden, was ihm die Behandlung durch den Spezialisten wert ist. Die Zweiklassengesellschaft in der Medizin ist kaum noch aufzuhalten.

Umso mehr bedarf es sinnvoller und für Patienten verständlicher und allgemein zugänglicher Information. Aus vielen Einzelgesprächen mit Haut- bzw. Allergie-Patienten, geäußerten Ängsten, mangelnder oder teilweise unseriöser Information von dritter Seite entstand der Entschluß zu diesem Buch. Dem Springer-Verlag gebührt das Verdienst, dieses Projekt von Anfang an bereitwillig unterstützt zu haben. Frau Elisabetha Miotto und Frau Frederike Blaser, beide Heidelberg, haben mit wertvollen Hinweisen sowie konstruktiver Kritik hilfreich zur Seite gestanden.

Das vorliegende Buch soll helfen, gesundheitlich relevante Zusammenhänge dem medizinischen Laien vorzustellen und damit den Blick für umweltmedizinisch-allergologisch relevante Fragestellungen zu schärfen, um so zu einer besseren Kommunikation zwischen Arzt und Patient beizutragen. Zur Vertiefung der Materie sind die beigefügten Tabellen gedacht.

Und vielleicht findet mancher das Buch in seiner Strandtasche oder seinem Urlaubskoffer wieder: es muß ja nicht immer ein Krimi sein, auch angewandte Wissenschaft ist aufschlußreich und läßt sich sowohl im Alltag als auch beim abendlichen Plausch an der Theke gut umsetzen...

Inhaltsverzeichnis

Einleitung 1

**1 Die menschliche „Hülle" –
Kontaktorgan zur Umwelt** 5
1.1 Aufbau der Haut 5
1.2 Funktion der Haut 9
1.3 Lehre von der Ausprägung
der Hauterscheinungen 10

**2 Veränderung der Haut
aufgrund von Umwelteinflüssen** 15
Äußere Einflüsse auf die Haut 15
2.1 Allergien................................ 15
2.2 Thermische Schädigung.................. 16
2.3 Chemische Schäden 18
2.4 Krebserregende Stoffe 18
2.5 Strahlenschäden 19
2.6 Licht und seine biologische Wirkung
auf das Hautorgan....................... 22
2.7 Infektionen der Haut 31

Assoziierte relevante Krankheitsbilder....... 32
2.8 Akne 32

VII

2.9	Neurodermitis	34
2.10	Heuschnupfen und Asthma	46
2.11	Nahrungsmittelallergien	59
2.12	Arzneimittelallergien	66
2.13	Allergie gegen Tierhaare	66
2.14	Insektengiftallergie	68
2.15	Allergietherapie beginnt in den eigenen vier Wänden	74
2.16	Außenluftallergene	77
2.17	Das allergische Kontaktekzem	79
2.18	Psoriasis	82
2.19	Die verschiedenen Hautkrebsformen	98
2.20	Minder-/ Mehrpigmentierungen der Haut	103
2.21	Haarausfall	105
3	**Auslöser von Umwelterkrankungen**	**109**
3.1	Smog	109
3.2	Ozon	112
3.3	Ein guter Geruch ist noch lange keine saubere Luft	115
3.4	Boden	119
3.5	Trinkwasser	121
3.6	Mineralien und Schwermetalle	124
3.7	Außenluftbelastung	133
3.8	Innenraumluft – Umwelt und Allergie	140
3.9	Innenraumluftbeurteilung	152
3.10	Radioaktivität	155
3.11	Elektromagnetische Strahlenfelder	157
4	**Prävention und Schadensbegrenzung**	**161**
4.1	Ernährung	161
4.2	Kleidung	162
4.3	Hautpflege – Kosmetik	167
4.4	Hautschutz	169

4.5	Alternative Behandlungsformen	172
4.6	Altershaut................................	178
5	**Berufsdermatologie: Umweltdermatologie am Arbeitsplatz**	**185**
5.1	Rechtliche und soziale Aspekte.............	187
6	**Weitere Hautaspekte**	**189**
6.1	Die Haut als Ausdrucksorgan	189
6.2	Versuch einer ganzheitsmedizinischen Betrachtung.............................	191
7	**Umweltmedizinische Informationen** ...	**193**
7.1	Mein Partner, der Arzt – wer ist der richtige Ansprechpartner?	193
7.2	Allgemeine Informationsmöglichkeiten.....	194
	Schlußbemerkung	195
	Anhang	196
	Abbildungsteil.............................	209
	Sachverzeichnis	219

Einleitung

Niemand vermag allergologische von umweltmedizinischen Problemen eindeutig zu trennen. Als der Plan zu diesem Buch entstand, ging ich zunächst von einer klar umrissenen Beschreibung rein umweltmedizinischer, für die Haut relevanter Probleme aus. Erst während der Schreibarbeit stellte sich heraus, daß eine exakte Trennung nicht möglich ist, und so beschloß ich, Haut, Allergie und Umwelt gleichberechtigt mit Mut zur Lücke nebeneinander darzustellen. Tabellen vertiefen das Beschriebene und stellen Relationen klar.

Der Übersichtlichkeit halber wurden relevante Abbildungen in Schautafeln zusammengefaßt. Auf eine Bezugnahme im Text wurde bewußt verzichtet. Zur eigenen Überprüfung führte ich unter meinen Patienten eine auf Umwelt- und Allergiefragen zentrierte Kurzbefragung durch, deren Ergebnis ich in diesem Buch mitverwertete. Ansonsten hätten Themen wie Schuppenflechte oder Ozon keine Chance auf eine breite Darstellung gehabt.

Kommt der Patient mit Krankheitserscheinungen in die Praxis, so muß der Arzt sich zunächst folgende Frage stellen:

Ist das Geschehen überhaupt umweltbedingt? Hier hilft dem Arzt zunächst ein standardisierter Fragebogen weiter:

Vorgehensweise bei umweltmedizinischen Fragestellungen
- Abgrenzung von nicht umweltbedingten Erkrankungen durch:
allgemeine Krankengeschichte und umweltmedizinische Anamnese
- Auswertung der vorliegenden Befunde von:
Hausärzten, Fachärzten, Betriebsärzten.
Krankenhausaufenthalten, Kurmaßnahmen, Rehabilitationsmaßnahmen, Anschlußheilbehandlungen.
Rentenverfahren, Versorgungsämtern.
Umweltbelastungen in Wohn- und Arbeitsbereichen.
- Untersuchungsmaßnahmen:
körperliche Untersuchung, bildgebende Untersuchungsverfahren, Routine-Laboruntersuchungen, Funktions- und Belastungstests, endoskopische Untersuchungen
- Analytik von Körpermaterialien
- Besichtigung des Lebensumfeldes, Messung von Umweltfaktoren in Wohnbereichen
- Diagnosestellung:
Zusammenfassung und Bewertung aller Befunde

Während der Beantwortung dieser Fragen setzt die Analyse der patientenspezifischen Lebensumstände und möglicher Ursachen ein.

Es ist klar, daß viele Fragestellungen nur angerissen sind und weiterer Erörterungen bedürfen. Auch werden seitens des Patienten Krankheitsbilder häufig als umweltbedingt relevant eingeschätzt, die aus medizinischer Sicht eher z.B. genetisch determiniert sind (Beispiel Schuppenflechte).

In Zusammenarbeit mit dem Springer-Verlag ist geplant, bald eine weitere Auflage zu erstellen. Dazu sollen dann vermehrt Anfragen und Kritiken aus dem Leserkreis eingearbeitet werden. Zu diesem Zweck habe ich eine Info-Hotline eingerichtet. Sie erreichen mich über e-Mail unter Dr.med.Matthias.Herbst@t-online.de sowie über FAX 06221 402088. Für Kritik und Anregungen bin ich stets dankbar. Bitte haben Sie Verständnis dafür, daß ich nicht jede Anfrage persönlich beantworten kann. Wichtige aktuelle Themen, Fragen wie Pollenflugdaten etc. und Antworten auf häufige Fragen werden wir außerdem im Internet unter den Domaines „www.haut.de" und „www.allergie.de" für Sie bereithalten.

1 Die menschliche „Hülle" – Kontaktorgan zur Umwelt

Ohne Kenntnisse über den Aufbau der Haut sind wir ein Maulwurf; wir stochern im Dunkeln. Deshalb zunächst eine kleine Einführung in die hochinteressante Anatomie und Physiologie unseres größten Organs.

1.1 Aufbau der Haut

Der "Außenseiter" unter den menschlichen Organen ist die Haut! Sie schirmt gegen die Angriffe von Hitze und Kälte ab, schützt gegen Gifte, Strahlung, Mikroorganismen und Schmutz und reguliert die Körpertemperatur. Die menschliche Körperhülle ist nur wenige Millimeter dick, hat durchschnittlich fast 2 Quadratmeter Fläche (das entspricht etwa 20% unseres Körpers), wiegt satte zehn (!) Kilogramm und ist das größte Sinnesorgan des Körpers.

Unsere Haut besteht aus drei Schichten. Von außen nach innen lassen sich die Oberhaut (Epidermis), die Lederhaut (Dermis) und die verhältnißmäßig dicke Unterhaut (Subcutis) unterscheiden.

Epidermis (Oberhaut)

Die äußere Hautschicht ist ein Schutzschild, das durch Bindung von Wasser, also die Fettung nach außen, die Haut für schädigende Elemente schwerer zugänglich macht. Kommt es hier zu Verletzungen, so können von außen leichter Gifte oder Umweltsubstanzen in die Haut eindringen. Ultraviolettstrahlen werden durch eine Verbreiterung der Hautschicht und Intensivierung der Pigmentierung beantwortet (Lichtschwiele). Am Strahlenschutz selbst beteiligen sich eine Reihe von Substanzen, besonders das Keratin sowie wasserlösliche Materialien, mehr noch Proteine, Nukleinsäure und Lipide, Karotine und Proferin.

Unter der Hornschicht befindet sich die sogenannte Zwischenzone, die die Hornschicht und die darunterliegende Schicht verbindet. Hier finden sich Proteoklykane sowie Lipide, die wiederum eine Abwehrfunktion zur Umwelt darstellen. Darin Langerhannszellen, die in ihrer Funktion eine hochinteressante Modulatorfunktion im Immunsystem z.B. bei Kontaktallergien wahrnehmen. Zuunterst trifft man auf die Basalzellschicht. Hier liegen die pigmentbildenden Zellen (Melanozyten), die teilweise in die höheren Schichten wandern, dort aber die Fähigkeit zur Pigmentbildung verlieren. Die eigentliche Keimschicht der Dermis ist hier anzutreffen. Alle diese Schichten bezeichnet man als Epidermis oder zu deutsch Oberhaut. Die Basalzellschicht stellt für diese Schicht Energie und Zellen bereit. Bei diversen Krankheiten, wie z.B. der Schuppenflechte kann sich die Epidermis deutlich verbreitern, und es kommt zur Ausbildung von ausgeprägten Hornlamellen.

Kutis (Lederhaut)

Unter der Oberhaut befindet sich die sogenannte Lederhaut, auch Dermis oder Kutis genannt. Hier befinden sich Faserbündel, die durch ihre Ausrichtung in diverse Richtungen besonderen Halt und Verschieblichkeit gewährleisten. Bei vermehrter Sonnenlichteinstrahlung kommt es bei hellhäutigen Menschen mit zunehmendem Alter vor allem in oberen Schichten zur Ausbildung von homogenen Material im Sinne eines minderwertigen Bindegewebes. Dieser Vorgang wird als sogenannte lichtbedingte (aktinische) Elastose bezeichnet. Neben dem Bindegewebe finden sich eingelagerte Hautanhangsorgane, wie Teile von Schweißdrüsen, Talgdrüsen, Haarfolikel und Haarbalkmuskeln etc. Auch Nervenzellen und Nervenkörperchen sowie Gefäße kommen darin vor. Weiter zu erwähnen sind die Mastzellen sowie Fibroblasten. Anhand des besonderen Aufbaus der Lederhaut erklären sich zahlreiche Erkrankungen. Die besondere Fähigkeit des Ausschleusens von Freßzellen (Makrophagen) zur Abwehr von Lokalentzündungen und Erkrankungen sowie die Fähigkeit dort lagernder Mastzellen zur Ausschüttung von hochpotenten Allergie-Übertragerstoffen zeigt, daß die Lederhaut alles andere als ein ruhendes Organ darstellt.

Subkutis (Unterhaut)

Unter der Lederhaut befindet sich die Subkutis, die eine Verschiebungs- und Verbindungsschicht zwischen der eigentlichen Haut und der darunterliegenden Muskulatur darstellt. Die Subkutis besteht größtenteils aus Septen mit Bindegewebe, darin eingeschlossen etliche Fettläppchen. Diese können an Fußsohlen regelrechte Druckpolster erreichen. Die Ausprägung des Subkutis hängt ab von Geschlecht, vom Alter, der Körperregion, hormonellen Faktoren, Ernährung und der Beanspruchung. Sie isoliert das Körperinnere gegen Umwelteinflüsse wie Hitze, Kälte, hat aber auch Speicherfunktionen im Fett- und Kohlehydratstoffwechsel.

Gefäß- und Nervensystem, Pigmentbildung

In der Kutis befinden sich die Gefäßgeflechte, die zur Versorgung der Haut mit Nährstoffen dienen. Hier werden Entzündungszellen in die Haut geführt, wie sie bei allergischen Prozessen nach Konfrontation mit Kontaktallergenen typisch sind. Das ebenfalls benachbarte Nervensystem mit teils markhaltigen, teils marklosen Nervenfasern ist insbesondere um den Haarfolikel anzutreffen. Die Haarfolikel stehen auch beim Menschen im Dienste der Sinneswahrnehmung. Die Haut vermittelt dem Gehirn Wärme- und Kältegefühl, Tastsinn, Schmerzsinn sowie Empfindung des Juckreizes.

Die Farbe der Haut wird durch die in der Epidermis und Kutis befindlichen Pigmentbildner, die sogenannten Melanozyten, erzeugt. Die Melanozyten geben Pigment an andere Zellen mit Hilfe ihrer Plasmaausläufer weiter, diese sogenannten Melanindepots machen die Hautfarbe aus. Der Dunkelhäutige unterscheidet sich vom Hellhäutigen durch die Zahl der feinen Melaninkörperchen in den Melanozyten. Substanzen wie Arsen, Röntgenstrahlen sowie entzündliche Prozesse, aber auch Stoffwechselerkrankungen und Hormone können eine verstärkte Pigmentierung durch Aktivierung des Melaninstoffwechsels hervorrufen. Kortison zum Beispiel und seine verwandten Substanzen bremsen die Ausschüttung von Melanozyten-stimulierendem Hormon und so auch die Pigmentierung. Durch eine vermehrte Aktivität der Hirnanhangdrüse, wie z.B. bei einem Ausfall der Nebennierenrinde, führt es zu einer vermehrten Pigmentierung. Bestrahlung mit langwelligem UVA-Licht ruft schon nach Minuten eine Sofortpigmentierung hervor. Kurzwelliges UV-Licht führt hingegen zunächst zu einer Rötung der Haut, erst Tage später folgt die Bräunung, sie blaßt dafür aber auch nur langsam über Wochen und Monate ab (Spätpigmentierung).

1.2 Funktion der Haut

Die Oberhaut ist – wie man sieht – sozusagen die vorgelagerte Bastion. Sie ist wasserundurchlässig und schützt gegen Chemikalien und Strahlung. Die darunterliegende Lederhaut bildet einen robusten Schild gegen mechanische Stöße. Dort liegen auch die Blutgefäße, die die Oberhaut versorgen, und die Nervensensoren für Kälte und Wärme sowie der Tastsinn. Die Dermis geht ohne klare Begrenzung in das Zellgewebe der Unterhaut über. Diese besteht vor allem aus Fett, das uns vor Kälte schützt und für unsere Konturen verantwortlich ist. Wenn zwischen dem Fett- und dem darunterliegenden Bindehautgewebe ein großes Mißverhältnis besteht, entsteht „Zellulitis" – die sogenannte Orangenhaut.

Zwischen der Leder- und der Unterhaut befinden sich die Schweißdrüsen: pro Quadratzentimeter zwischen 100 und 300, insgesamt über zwei Millionen! Neben Wasser enthält Schweiß vor allem Abbauprodukte des Stoffwechsels, die unser Körper auch auf diese Art aussondert und damit die Nieren entlastet. Vor allem regulieren die Schweißdrüsen jedoch die Körpertemperatur. Auch Duftdrüsen sind Schweißdrüsen. Durch ihr Sekret, dem außer Schweiß diverse Geruchsstoffe beigemischt sind, entsteht der für jeden Menschen individuelle Körpergeruch. Vor Urzeiten halfen die Duftdrüsen unter anderem, das andere Geschlecht anzuziehen. Doch im Laufe der Menschheitsentwicklung sind sie gegenüber optischen Reizen ins Hintertreffen geraten. Doch gerade wenn sich Menschen näherkommen, spielt der Geruch wieder eine große Rolle. Denn: Optische Reize hin oder her, wenn wir jemanden „nicht riechen" können, hat er auch mit dem stärksten Outfit keine Chance.

1.3 Lehre von der Ausprägung der Hauterscheinungen

Die Namensgebung von Hautveränderungen im Rahmen von Krankheiten führt zu den sogenannten Erst- oder auch primären und sekundären, das heißt später auftretenden Hauterscheinungen. Primäre Hauterscheinungen sind Flecken, Quaddeln, Knötchen auch Knoten, dann flacherhabene Effloreszensen, Bläschen sowie Blasen und sogar Eiterbläschen. Alle diese Begriffe haben auch lateinische Namen, die aber hier nicht dargestellt gehören. In Zusammenhang mit der Verteilung dieser primären Effloreszensen am Rumpf des Patienten erfolgt die Diagnosestellung, zu der oft ganz charakteristische Fragen bezüglich der Krankheitsgeschichte gehören. In der Kombination liegt dann die Bestätigung für die zunächst seitens des Arztes verdachtsmäßig geäußerte Erkrankung.

Sekundäre, das heißt also später auftretende Erscheinungen auf der Haut sind z.b. Schuppen, übermäßige Verhornungen, Krusten, Schorf, langsame Gewebeuntergangsareale, oberflächliche Hautdefekte, Geschwüre, Gewebsuntergänge sowie Narbenbildung. All diese Angaben sind sehr schematisch, sie werden verständlich, macht man sich die Bedeutung dieser Veränderungen im einzelnen klar. Flecken, also reine Farbänderungen, treten z.b. bei thermischen Schädigungen der Haut durch Weitstellung der Gefäße auf. Knötchen, also über das Hautniveau erhabene Veränderungen bedingt durch Verdikkung der Oberhaut, bilden sich z.B. durch Einlagerung von Substanzen bei sogenannten Ablagerungserkrankungen. Liegen die auslösenden Veränderungen tiefer (wie z.B. bei einem metastasierenden schwarzen Hautkrebs, dem Melanom), so entsteht ein Knoten unter der Haut. Gleiches kann passieren durch eine entzündliche Veränderung eines Lymphknotens. Bläschen finden sich z.B. bei einem typischen Kontaktekzem, wo es durch Aufbringen des Allergens auf die Haut zu einer exsudativen, d.h.

Reaktion mit Flüssigkeitsaustritt aus dem Gewebe kommen kann. Bei massiven Schädigungen von Körperarealen z.b. nach langen Wanderungen ist es nicht selten, daß sich Blasen an den entsprechend beanspruchten Arealen ausbilden. Werden diese infiziert durch eine offene Wunde, können sich die Blasen oder Bläschen mit Eiter füllen. Als Zustand nach Entzündungen, teilweise auch beim Abheilen, finden sich häufig Schuppenauflagerungen. Diese sind z. B. gut bekannt von der Schuppenflechte, weisen aber häufig auch auf chronisch irritierte Areale, wie z.b. beim Analekzem hin. Als Folge regelmäßiger Beanspruchung prägen sich bei Maurern z.b. häufig verdickte Hornschichten in der Epidermis als Schutz vor überwiegend mechanischer Beanspruchung aus. Erosionen oder Abschürfungen entstehen nach mechanischen Defekten der Haut. Reicht ein Defekt bis in die Kutis hinein, so heilt er mit Narbenbildung ab. Die Veränderungen sind charakteristisch in ihrem Aufbau und daher für den hochspezialisierten Untersucher von Gewebeproben (Histopathologe) wichtig für die Beurteilung.

Diagnostik von Hautveränderungen

Um all diese Veränderungen in sinnvoller Weise aneinanderzufügen und zu einer Diagnose zu gelangen, bedarf es langjähriger Erfahrung. Wichtig für die Diagnostik ist zum einen die Lokalisation der Hautveränderungen, so sind gewisse Ekzeme typischerweise auf die Kontaktstellen zu den auslösenden Stoffen beschränkt (Hände). Weiterhin wichtig ist die Analyse von Begleitsymptomen, wie z. B. Verschlechterung der Probleme bei Kälte nach vorausgegangenen Erfrierungen, wo die blutzuführenden Gefäße ihre Fähigkeit zur Regulation mittels Verengung bzw. Weitstellung verloren haben. Weiterhin ist zu prüfen, ob neurologische Symptome wie z. B. vermehrte Schweißabsonderung vorhanden sind. Wichtig ist die Bestandsdauer von Veränderungen; so kommt es z. B. nach Zuführen von Nahrungsmittelallergenen häufig innerhalb von Stunden zu einer massiven Aussaat von Quaddeln am ganzen Körper. Diese Veränderungen verschwinden bei der akuten Form der Nesselsucht nach wenigen Tagen.

Verfärbungen der Haut spielen eine wichtige Rolle, so sind rötliche Verfärbungen bei Einblutungen nach mechanischer Einwirkung auf die Haut zu erkennen. Eine weißliche Verfärbung tritt durch Minderdurchblutung bei Kälteexposition auf. Eine bräunliche Verfärbung findet sich häufig nach Entzündungen sowie nach intensiver Sonnenbestrahlung. Derartige Veränderungen können selbstverständlich auch in Folge von Medikamenteneinnahmen auftreten, auch Schwangerschaften, Salben, Schönheitscremes und parfümierte Hautmittel können Hyperpigmentierungen der Haut insbesondere im Sommer auf exponierten Arealen hervorrufen. Werden manche Nahrungsmittel in übermäßiger Weise konsumiert, so kommt es z.B. bei Vitamin A zu einer rötlich-gelben Verfärbung insbesondere der Handinnenflächen (z.B. bei häufigem Genuß von Möhren bei Kindern); gelblich verfärbt werden kann die Haut durch Pigrinsäuren und Salpetersäure, eine grüne Färbung kommt häufig durch Einwirkung diverser Medikamente zustande. Schmutzig sieht die Haut z.B. bei arsenbedingten Veränderungen aus, eine schiefergraue Veränderung ist typisch nach Goldtherapie bei rheumatischen Erkrankungen. Eine blaue, grünliche oder rötliche Hautverfärbung ist bekannt nach Implantationen von Pigmenten in die Haut, wie sie bei der Tätowierung vorkommt.

Alle diese Veränderungen treten häufig als Symptome an der Haut auf, die über das Nervensystem wahrgenommen werden. Typisch ist ein Brennen oder auch Jucken der Haut. Gerade der Juckreiz ist ein dringendes Symptom, das den Patienten geradezu in die Hände des Hautarztes treibt. Typischerweise findet sich dieses Symptom bei allen durch Schädlinge wie Läuse erzeugten Hauterkrankungen, aber auch beim allergischen Ekzem, bei der Nesselsucht, bei Arzneimittelekzantemen sowie beim Abheilen von Sonnenbränden. Sonnenbrände selber sind mit einem starken Brennen der Haut verbunden. Juckreiz im Pobereich deutet häufig auf eine Pilzinfektion des Magen-Darm-Traktes hin, genauso können Arzneimittelunverträglichkeiten vorliegen.

Die folgenden beiden Aufzählungen zeigen, welche Umweltschadstoffe woher kommen und wo sie angreifen. Es fällt auf, daß fast jedes Organ – nicht nur die Haut – Ziel eines Angriffs sein kann. Auf der anderen Seite kommt der Frühdiagnose durch Analyse des gut zugänglichen Hautorganes wichtige Bedeutung zu. Daher haben sich etliche Hautärzte nicht nur zusätzlich auf allergologische sondern auch auf relevante umweltmedizinische Fragestellungen spezialisiert.

Umweltmedizinisch relevante Faktoren

- Schadstoffe in der Innenraumluft wie:
  Formaldehyd, Lösungsmittel, Holzschutzmittel, Chlororganische Verbindungen, Asbest, Radon
- Emissionen durch:
  Großindustrien, Gewerbegebiete, Autoverkehr, Kleinfeuerungsanlagen, Kraftwerke
- Mögliche Umweltbelastungen im Lebensumfeld durch:
  Altlastenstandorte, Bleibelastete Spielplätze, Trinkwasser, Nahrungsmittel, Allergene, behandelte Hölzer (Fußböden, Decken, Türen), Hobby- und Spielmaterialien, energiereiche Strahlen, elektromagnetische Felder

Wichtige Zielorgane und relevante Umweltschadstoffe

- Atemwege: Schwefeldioxid, Stickstoffdioxid, Ozon, Formaldehyd, Blei, Kadmium, Chrom, Mangan, Nickel, Asbest, Zigarettenrauch, Kfz-Abgase.

- Herz-Kreislauf-System: Kohlenmonoxid, Kohlenwasserstoffe, Arsen, Blei, Antimon, Barium, Kobalt, Thallium, Zigarettenrauch,
- Stoffwechselorgane: Arsen, Antimon, Beryllium, Kadmium, Blei, Chrom, Kobalt, Kupfer, Quecksilber, Zinn, Zink, Hydrazin, Iodide, Kohlenwasserstoffe, Dioxine, Furane, Mercaptane, Armine
- Niere: Kadmium, Quecksilber, Blei, Arsen, Nickel, Chrom, Wismut, Vanadium, Tetrachlorkohlenstoff, Trichlorethen, Trichlorethylen, Hexachlorbutadien, Dibromchlorpropan, Ethylendibromid, Vinylchlorid
- Blutbildende Organe: Strontium, Barium, Arsen, Radionuklide, Fluoride, Kohlenmonoxid, Kohlendioxid, Benzon
- Haut: Formaldehyd, Chlor, Brom, Jod, Kohlenwasserstoffe, Arsen, Chrom, Nickel, Thallium
- Reproduktionsorgane: Insektizide, Herbizide, Fungizide, Adarizide, Diethylstilbestrol
- Nervensystem: Blei, Kadmium, Quecksilber, Mangan, Thallium, Zinn, Dioxine, Schwefelkohlenstoff, Trichlorethylen, Hexan, Toluol, Pestizide, Insektizide, Kohlenmonoxid

2 Veränderung der Haut auf Grund von Umwelteinflüssen

Äußere Einflüsse auf die Haut

Als Kontaktorgan zur Umwelt ist die Haut zahlreichen äußeren Einflüssen ausgesetzt. Die direkten Folgen externer Einwirkungen sind häufig einfacher zur Erkennen als die möglicherweise dadurch ausgelösten Kranheitsbilder.

2.1 Allergien

Allergien sind Überreaktionen des Organismus auf Substanzen, die er für artfremd hält. Wenn es Überreaktionen gibt, muß es folglich auch normale Reaktionen geben. Eine normale Reaktion ist die Entwicklung von Immunität, das heißt der Aufbau eines Abwehrsystems mit spezifischer Schutzwirkung.

Unser Immunsystem soll uns vor dem Eindringen und der Schädigung durch Fremdstoffe schützen. Seine Abwehrmechanismen sind sehr ausgefeilt und nicht leicht zu verstehen. Das Immunsystem stellt Antikörper her, die sozusagen die Verteidiger unserer körperlichen Unversehrtheit sind. Sie haben die Aufgabe, fremde Eindringlinge, Antigene genannt, unwirksam zu machen. Diese immunologischen Reaktionen sind daher grundsätzlich erst einmal sinnvoll. Es kann jedoch vorkommen, daß unser Immunsystem über seinen Auftrag hinausschießt und heftiger als nötig reagiert, obwohl die als Störenfried empfundene Substanz keine tatsächliche Bedrohung oder Gefahr darstellt.

Gerät das Immunsystem derart außer Kontrolle, führt dies zu schädlichen Überreaktionen, sprich Allergie. Ein Antigen, das eine allergische Reaktion auslöst, wird Allergen genannt.

Unser Immunsystem hat ein gutes „Gedächtnis": Wenn unser Organismus das erste Mal mit einem Fremdstoff – einem Antigen – in Kontakt kommt, lernt das Immunsystem, ihn zu erkennen und vor allem wiederzuerkennen. Er bildet spezielle Antikörper oder Abwehrzellen gegen dieses Antigen und hält sie für eine zukünftige Antwort bereit. Taucht das Antigen wieder im Organismus auf, erkennt es das Immunsystem wieder und bekämpft es mittels der speziellen Antikörper, die es bereits in Reserve hält. Deswegen kann jemand, der an Heuschnupfen leidet, jedesmal wieder reagieren, wenn er Kontakt mit einer Pollenart hat, an die sich sein Immunsystem „erinnert".

Allergische Reaktionen machen sich nicht nur in einer Form bemerkbar; sie sind sehr vielfältig. Die verschiedenen Allergie-Typen entstehen auf unterschiedlichem Wege, zeigen sich an unterschiedlichen Organen und sind unterschiedlich stark ausgeprägt.

2.2 Thermische Schädigung

Gegen Kälte und vermehrte Wärme ist die Haut relativ gut geschützt. Jedoch kann auch ein dickes subkutanes Fettpolster lokale Erfrierungen und sogar den Kältetod durch kontinuierliche stärkere Auskühlung nicht verhindern. Die physiologische Temperatur der Hautoberfläche (29–32 °C, am Hodensack bei 35 °C) liegt aus bioökonomischen Gründen unter der Körperkerntemperatur. Bestimmte Konstitutionstypen neigen zu kalten Händen und Füßen und können bei feucht-kaltem Klima, besonders im Herbst und Frühjahr, Zirkulationsstörungen entwickeln. Langes Stehen in Gummistiefeln, dünne und enge Kleider bei Tätigkeit im Freien verstärken diese Kreislaufanomalie und erleichtern die Entstehung von Folgekrankheiten (z. B. chronische Fuß- und Nagelmykose). Berühmt auch das starke Auskühlen bei Bergwanderern nach Genuß von Schnäpsen durch Weitstellung der Körperperipherie.

Die Einwirkung von starker Hitze auf die Haut führt zu Reaktionsmustern, die als Verbrennungen Grad 1-3 klassifiziert werden. Im Extremfall kommt es zur massiven Blasenbildung bis hin zur Verkohlung der Haut, ist mehr als 1/3 der Körperoberfläche betroffen, droht der Tod. Erfrierungen sind bekannt als häufiges, aber meist nur lokales Problem vom Skiurlaub, wo gerne Nasen, Finger und Zehen sowohl durch Kälte als auch durch Minderdurchblutung (drückendes Schuhwerk) in Mitleidenschaft gezogen werden. Tod durch Erfrierung trifft meist ungenügend vorbereitete und ausgerüstete Outdoor-Fanatiker.

Tabelle 1. Verbrennungsbeurteilung: Neunerregel nach Wallace mit Modifikation für Kinder (Körperoberfläche in %), die Prozente sind jeweils nach betroffenen Lokalisationen zu addieren

Körperteil	Neugeborenes	Kleinkind	Schulkind	Erwachsener
Kopf	21	19	15	9
Rumpf vorn	16	16	16	18
Rumpf hinten	16	16	16	18
Arm	9,5	9,5	9,5	9
Bein	14	15	17	18
Genitale	1	1	1	1

2.3 Chemische Schäden

Zahlreiche Puffersubstanzen in der Hornschicht vermögen saure und alkalische Agentien (bis zu pH 10) zu neutralisieren, so daß nur stärkere Laugen oder Säuren diesen Hautschutz durchbrechen. Flußsäure ist durch ihre penetrierende Wirkung am stärksten toxisch. Da die Oberhaut eine gewisse Durchlässigkeit für kleinmolekulare Substanzen besitzt (therapeutisch für bestimmte Medikamente nutzbar), können auch perkutane Intoxikationen durch Kontakt mit bestimmten Lösungsmitteln entstehen. Desweiteren wird die Entstehung von Krebs begünstigt. Gut bekannt bei Schornsteinfegern sind die typischen Krebse des Hodensackes, bei Weingärtnern das Auftreten von Basalzelltumoren nach Genuß des sogenannten Nachtrunkes, der besonders in den Nachkriegsjahren hohe Mengen an Arsen aufwies.

In bestimmten Industriezweigen wird sog. Chlorakne bei längerem Umgang mit polychlorierten Phenolen beobachtet. Auch Dioxine können in seltenen Fällen eine toxische Akne bei Kindern und Erwachsenen auslösen. Die Konsequenzen sind dann zwischen Berufsgenossenschaft und Trägern der Kranken- und Rentenversicherung zu klären, zumal von der Intoxikation auch innere Organe (Leber, Knochenmark) betroffen sein können.

2.4 Krebserregende Stoffe

In etlichen Tierexperimenten sind karzinogene (krebserregende) Stoffe nachgewiesen worden. Häufig lassen sich die Ergebnisse z.B. wegen zu hoher Dosen aber nicht ohne weiteres auf den Menschen übertragen. Für die Arbeitsmedizin sind in der MAK-Werte-Liste (MAK=Maximale Arbeitsplatzkonzentration) 18 Stoffe mit nachgewiesener Karzinogenität ausgewiesen. Weitere 88 Stoffe existieren mit vermuteter oder nicht auszuschließender Humankarzinogenität (s. hinten).

2.5 Strahlenschäden

Aufgrund technisch sicherer Abschirmvorrichtungen und umfangreicher organisatorischer Schutzmaßnahmen spielen heute Hautschäden durch ionisierende Strahlen (Röntgen, Kernkraftwerke) bei uns nur noch sehr selten eine Rolle, sind auf der anderen Seite aber auch nicht zu unterschätzen. Die Einschätzung der Gefährdung hat sich im Laufe der Jahre sehr gewandelt:

Übersicht 1. Veränderung der zulässigen Dosen Röntgenstrahlung im Laufe der Zeit (es werden die jeweils gültigen Dosiseinheiten benutzt)

Im Jahr 1902 hielt man 2.500 Röntgen für ungefährlich

1920 wurde die Schwellendosis auf 100 Röntgen/Jahr herabgesetzt

1931 waren noch 50 Röntgen/Jahr erlaubt

1936 erfolgte eine weitere Reduktion auf 25 Röntgen/Jahr

1948 weitere Reduktion auf 15 Röntgen/Jahr

1956 wurde eine Einheit, die „Äquivalenz Dosis" eingeführt und die unterschiedliche biologische Wirksamkeit verschiedener Strahlenarten berücksichtigt. Die ICRP empfahl für beruflich Exponierte eine Dosisgrenze von 5 rem/Jahr (50 mSv/a). Für die Bevölkerung galt die Dosis von 500 mrem/Jahr (5 mSv/a) als zulässig.

1959 wurde die zulässige Bevölkerungsdosis auf 1,7 mSv/Jahr festgelegt.

1988 erfolgte eine Novellierung der Stralenschutzgesetze. Die Lebenszeitdosis für beruflich Exponierte wurde auf 400 mSv festgelegt. Als Jahresdosis gilt nach wie vor 50 mSv.

Zur Zeit gültige Empfehlung:
beruflich Exponierte: 50 mSv/a
allgemeine Bevölkerung 1,7 mSv/a

Tabelle 2. Leukämierate bei Kindern in der Nähe von Nuklearanlagen

Standort (Betriebsbeginn)	Untersuchungszeitraum	Altersgruppe	Beobachtete Fälle	Erwartete Fälle	Risikozunahme
Sellafield (1947)*	1961–1980	0–14	19	10,5	1,8fach
Dounray (1954)*	1968–1984	0–24	5	1,6	3,2fach
Holy Loch (1961)	1964–1985	0–14	4	2,1	3,2fach
Faslane (1963)	1964–1985	0–14	5	4,2	1,2fach
Chaple Cross (1962)	1964–1985	0–14	3	2,3	1,3fach
Hunterston (1963)	1964–1985	0–14	19	15,7	1,2fach
Aldermaston (1952)** und Burgfield (1962)**	1972–1985	0–14	41	28,6	1,4fach

* = Wiederaufbereitungsanlage
** = militärische Anlage (Waffenproduktion)

Dagegen kommen therapeutisch bedingte Strahlenschäden (z. B. durch Nachbehandlung von Brustkrebs) als ein nicht immer vermeidbares, gegen den Nutzen abzuwägendes Risiko häufiger vor. Solche radiogenen Hautveränderungen benötigen Lichtschutz, gute Hautpflege und periodische ärztliche Überwachung der Patienten.

Tabelle 3. Quellen der künstlichen Strahlenbelastung

Medizinisch	Röntgendiagnostik, Nukelarmedizin, Strahlentherapie, In-Vitro-Diagnostik, Forschung
Militärisch	Atomwaffentechnologie, Uranerzabbau, Plutoniumherstellung, Kernwaffentests, Unfälle
Zivil	Atomtechnologie + Forschung, Uranerabbau, Wiederaufarbeitung, Unfälle
zivilisatorisch bedingte Vermehrung der natürlichen Belastung	Radon, Flugverkehr

Über die durchschnittliche quantitative Exposition von Personen gibt die folgende Tabelle Auskunft:

Tabelle 4. Mittlere jährliche Strahlenexposition pro Kopf der Bevölkerung durch natürliche und zivilisatorische Strahlenquellen in der BRD (1990)

Quelle	Mittlere Belastung in mSv	Prozentualer Anteil
Fallout, Technik, Forschung, Kerntechnik, Beruf	0,06	2
Medizinische Exposition, insbesondere Röntgendiagnostik	1,5	38
Interne Belastung hauptsächlich durch 40K	0,3	8
Kosmische Strahlung	0,3	8
Terrestrische Strahlung	0,5	13
Radon in Häusern	1,3	31
Jährliche Äquivalentdosis		ca. 4,0 mSv

Weit größere Gefahren gehen zur Zeit von natürlicher oder künstlicher UV-Bestrahlung aus, da diese oft mit ungesundem Freizeitverhalten (rasche Erzielung von Hautbräune, ggf. unter Hinnahme von Sonnenbrand) zusammenhängt. Auch bei therapeutisch bedingten UV-Bestrahlungen, z.B. bei Psoriasis, ist gerade bei wiederholter Langzeitanwendung auf eine möglichst niedrige Gesamtdosis zu achten. Selten fallen lichtbedingte Hautschäden in die Zuständigkeit der Berufsgenossenschaft, da sie meist berufsunabhängig sind und der persönlichen Verantwortung für die Lebensgestaltung unterliegen. Leistungen der gesetzlichen Krankenversicherung sollten daher immer mit Gesundheitsberatung und der Auflage konsequenter Lichtschutzmaßnahmen verknüpft sein.

Tabelle 5. Die Anteile des elektromagnetischen Spektrums

Strahlenart	Wellenlänge [nm]
Gammastrahlen	0,0001–0,14
Röntgenstrahlen	0,0005–20
Unltraviloette Strahlung	
UV-C	40–280
UV-B	180–320
UV-A	320–400
UV-A2	320–340
UV-A1	340–400
Sichtbares Licht	400–800
Infrarotstrahlung	$800–10^5$
Radiowellen	$10^5–10^{15}$

2.6 Licht und seine biologische Wirkung auf das Hautorgan

Die Sonnenstrahlen im Ultraviolettbereich des Strahlenspektrums kommen mit unterschiedlicher Intensität an der Erdoberfläche an, allerdings nur zu einem Bruchteil der Intensität, mit der sie auf die Atmosphäre treffen (0,4 % der UVB-Strahlung). Das Leben auf der Erde ist auf diese relativ niedrige Dosis sehr sensibel eingestellt.

Auf Intensitätsschwankungen, wie sie bedingt durch Lokalisation, Jahreszeit oder atmosphärische Gegebenheiten vorkommen, reagieren lebende Systeme auf der Erde und im Wasser sehr empfindlich. Dies gilt insbesondere für die unbehaarte menschliche Haut.

Mit den größten Intensitätsschwankungen der UVB-Strahlen ist zu rechnen, wenn man sich zum Beispiel dem Äquator nähert.

Mit einer deutlichen Zunahme der UVB-Intensität muß auch im Gebirge gerechnet werden:

Tabelle 6. Hauttyp und Eigenlichtschutz

Hauttyp	I	II	II	IV
Reisende im Sommer:				
Mittlere Eigenschutzzeit in Deutschland (Min.)	10	20	34	51
Mittlere Eigenschutzzeit am Äquator (Min.)	5	10	16	24
Reisende im Winter:				
Mittlere Eigenschutzzeit in Deutschland (Min.)	24	47	78	117
Mittlere Eigenschutzzeit am Äquator (Min.)	6	12	20	30

Pro tausend Höhenmeter nimmt die UVB-Intensität um 15–20 % zu!

Im Skiurlaub ist zu beachten: 70 % der UVB-Strahlen werden durch Schnee reflektiert!

In 1 Meter Wassertiefe kommen noch 65 % der UVB-Strahlen an. Stundenlanges Schnorcheln hellhäutiger Nordeuropäer in der Karibik birgt damit ein großes Sonnenbrandrisiko. Beachtet werden sollte auch, daß zwar ein Baumwoll-T-Shirt bis zu 90 % der UVB-Strahlen filtrieren kann, daß aber ein feuchtes Baumwollhemd nur noch etwa die Hälfte der UVB-Intensität zurückhält. Entscheidend für die primäre Beurteilung ist die sogenannte Eigenschutzzeit, d.h. die Zeit, die der Mensch ohne zusätzlichen Schutz im Freien verbringen kann, wie die folgende Tabelle verdeutlicht. Die verschiedenen Hauttypen (I–IV) werden weiter unten vorgestellt.

Ein lebendes System, das besonders sensibel auf Intensitätsschwankungen von UVB-Strahlen reagiert, ist z.B. der Froschlaich, der knapp unterhalb der Wasseroberfläche abgelegt wird. Beobachtungen der Oregon State University deuten darauf hin, daß möglicherweise das Aussterben bestimmter Froscharten in Südamerika mit der Reduktion der Ozonschicht zusammenhängt.

Anscheinend sind die DNA-Repair-Kapazitäten der Spezies sehr unterschiedlich ausgeprägt, wie es auch mikrobiologische Untersuchungen andeuten.

Eine gesunde Haut zu haben, heißt ohne Gefahr die Sonne genießen. Blauer Himmel, strahlender Sonnenschein, angenehme Wärme – und schon entwickelt sich in uns ein positives Gefühl: Lust am Leben, gute Laune, Motiviertsein. Aber warum eigentlich?

Die Sonne, dank der das Leben auf unserer Erde erst existieren kann und von der wir physisch abhängig sind, beeinflußt auch unsere Psyche. Durch die Sonnenstrahlen ausgelöste hormonelle Reaktionen regen in unserem Körper den Stoffwechsel an, dadurch steigert sich unsere Energie. Sexualhormone und euphorisch stimmende Stoffe, die uns stimulieren und unser Wohlbefinden steigern, werden gebildet. Die Wärme der Sonnenstrahlen lockert unsere Muskulatur, so daß wir uns entspannt fühlen und einfacher Streß abbauen können. Kurz gesagt: Scheint die Sonne, geht es uns gut. Um diese Annehmlichkeiten jedoch ungetrübt genießen zu können, bedarf unsere Haut einer besonderen Zuwendung. Die UV-Strahlung der Sonne kann nämlich zu Veränderungen in der Haut führen, die deren Eigenschutzmechanismen überfordern können. Es existieren Möglichkeiten, sich davor zu schützen: von außen mit Sonnenschutzmitteln, von innen z.B. mit hochdosiertem Betacarotin.

Immer häufiger weisen Dermatologen und Sportmediziner auf die zunehmenden Gefahren hin, die vom Lebensspender Sonne auf die Menschen ausgehen. Sonnenbedingte Hautkrankheiten haben massiv zugenommen, schwere Hautschädigungen wie der schwarze Hautkrebs, das maligne Melanom, haben sich von den 1970er zu den 1990er Jahren sogar verdoppelt. Ein hoher Lichtschutzfaktor ist kein Persilschein für einen gefahrlosen Aufenthalt im Freien. Kleidung ist das beste Schutzmittel, besonders wichtig ist eine Kopfbedeckung, die auch die empfindlichen Ohren schützt. Wichtig sind auch Sonnenbrillen, diese dürfen jedoch nicht einfach dunkel sein, sie müssen auch UV-Schutz bieten, sonst kann es zu Bindehautentzündungen oder Hornhautschäden kommen. Den vielen Ratsuchenden, insbesondere Müttern mit Kindern empfiehlt man Sonnenschutzmittel mindestens 30 Minuten vor dem Sonnenbad aufzutragen und Kosmetika, Deodorants und Parfüms beim Sonnenbaden wegzulassen. Außerdem warnen Hautärzte und Allergologen davor, Sonnencremes mit Konservierungs- und Duftstoffen zu benutzen. Diese können nämlich zu lichtallergischen oder toxischen Reaktionen führen. Dies gilt insbesondere auch für Medikamente (siehe Tabelle 9), was zunächst häufig nicht erkannt wird.

Tabelle 7. Klinische Charakteristika phototoxischer und photoallergischer Reaktionen

Charakteristika	Phototoxizität	Photoallergie
Häufigkeit	Häufig	Selten
Latenz zwischen erster Exposition und Hautreaktion	Fehlt	Vorhanden
Strahlendosis (meist UV)	Meist hoch	Meist niedrig
Aktionsspektrum	Eng, meist langwellige UV-Strahlung (UV-A)	Breit, meist langwellige UV-Strahlung (UV-A)
Effloreszenzen	Verstärkter Sonnenbrand, Erytheme, Blasen, Pigmentierung	Polymorph; Erythem, Papulovesikeln, Blasen, Pigmentierung, Lichenifikation
Exazerbation	Fehlt	Streuherde in unbestrahlten Hautarealen Aufflammreaktion in früheren Testarealen

Tabelle 8. Wichtige Photoallergene

	Stoffgruppen	Vorkommen
Lokal	Halogenierte Salizylanilide Tetrachlorsalizylanilid (TCSA) Tribromsalizylanilid (TBSA)	Seifen, Toilettenartikel, Desinfektionsmittel, Dermatotherapeutika
	Hexachlorophen	Desinfektionsmittel
	Bithionol	Desinfektionsmittel
	Fenticlor	Antimykotikum, nicht mehr im Handel
	Buclosamid	Antimykotikum, nicht mehr im Handel
	Ambrette Moschus	Duftstoff in Toilettenartikel, weitgehend ersetzt
	Paraaminobenzoesäure	Sonnenschutzmittel (UV-B)
	4-Isopropyldibenzoylmethan	Sonnenschutzmittel (UV-A, UV-B)
	2-Hydroxy-4-Methoxybenzophenon	Sonnenschutzmittel (UV-A, UV-B)
	p-Methoxyzimtsäure-Isomylester	Sonnenschutzmittel (UV-B)
Oral	Tiaprofensäure	Antirheumatikum (Surgam)
	Promethazin	Phenothiazin (Atosil)
	Chlorpromazin	Nur noch in der Veterinärmedizin verwendet (Landwirte, Ferkelzüchter)
	Hydrochlorothiazid	Diuretikum (Amilorid, Disalunil, Diu-Melusin, Esidrix, und Kombinationspräparate)
	Chinidin	Antiarrhythmitkum (Chinin-duriles, Chinidinum sulfuricum, Optochinidin)

Dabei sind die unterschiedlichen Hauttypen unterschiedlich betroffen. Bestes Beispiel: die nach Australien ausgewanderten Iren (Hauttyp I) haben in Ihrer neuen Umgebung ein deutlich erhöhtes Hautkrebsrisiko. Ganz besonders sollte man meiden, Kinder zu lange der Sonne auszusetzen, denn das maligne Melanom tritt nämlich häufiger bei den Patienten auf, die als Kinder unter Sonnenbrand litten.

Tabelle 9. Phototoxisch-wirksame Medikamente

	Arzneimittel	Vorkommen
Lokal	Teer	Berufsstoffe, Therapeutika
	Acridin	Berufsstoffe, Therapeutika
	Eosin	HE-Färbung, früher Lippenstiftfarbe
	Furocumarine	Pflanzen (Knorpelmöhre, Schierlingskraut, Bärenklau, Feige, Sellerie)
	8-Methoxypsoralen	Meladinine, (Therapeutikum)
Oral oder parenteral	Tetrazykline	Tetrazyklin, Oxytetrazyklin selten Doxyzyklin
	Phenothiazine	Atosil, Eusedon
	Griseofulvin	Likuden, Fulcin, Polygris
	Nalidixinsäure	Nogram
	Furocumarine	Meladinine, Oxsoralen
	Furosemid	Lasix
	Amiodaron	Cordarex
	Piroxicam	Brexidol, duropirox, Felden, Pirophlogont, Pirorheum, Rheumitin
	Tiaprofensäure	Surgam
	Dimenthyltriazenoimidazolcarboxamid	DTIC (Zytostatikum)

Die verschiedenen Hauttypen in Europa

Hauttyp I: Blonde bis rötliche Haare, blasse Haut mit Sommersprossen.
Hauttyp II: Blonde Haare, blasse Haut.
Hauttyp III: Dunkelblonde bis braune Haare, leicht getönte Haut.
Hauttyp IV: Dunkles Haar, stark getönte Haut.

Tabelle 10. Klassifikation der Hauttypen in Bezug auf die erste 30minütige Sonnenexposition im Sommer

Typ	Hautrötung / Sonnenbrand	Bräunung
I	Immer	Nie
II	Immer	Gelegentlich
III	Gelegentlich	Immer
IV	Nie[a]	Immer
V	Dunkelhäutige Rassen[a] Mexikaner, Indianer etc.	
VI	Schwarze[a]	

[a] Nach extremer UV-Exposition sind auch bei diesen Hauttypen Sonnenbrand sowie zusätzliche Pigmentierung möglich.

Die akuten Folgen einer einmaligen übermäßigen Sonnenexposition sind offensichtlich: Sonnenbrand mit Hautrötung bis hin zu Verbrennungen mittleren Grades.

Die Schäden bei chronischer starker Sonnenbelastung erscheinen erst Jahre und Jahrzehnte nach der Exposition, sie sind irreversibel.

Häufiger Sonnenbrand führt u. a. zu einer erhöhten Hautkrebsneigung im Alter. Schon Kinder sollten deshalb konsequent vor intensiver Sonnenbestrahlung (Schatten, Kleidung, Sonnenschutzpräparate usw.), insbesondere aber vor hochakuten Sonnenbränden professionell geschützt werden. Dazu dienen wasserfeste Lichtschutzpräparate mit hohen Schutzfaktoren z.B. Daylong 16, MicroSun 20. Die Entstehungswahrscheinlichkeit der meisten Karzinome ist abhängig von der gesamten auf die Haut einwirkenden Strahlungsenergie. Jede Verminderung der UV-Einstrahlung senkt die Krebsrate überproportional – die Verringerung der jährlichen UV-Belastung auf die Hälfte reduziert die Hautkrebsinduktion auf ca. 1/4 !!!

Lichtprovozierte Reaktionen an normaler Haut

Akute Hautreaktionen:
- Sonnenbrand
- Sofortpigmentierung
- Melanogenese
- Lichtschwiele
- Immunsuppression

Chronische Hautreaktionen:
- Elastose (Altershaut, Landmannshaut, Seemannshaut, Freizeithaut)
- Morbus Favre-Racouchot (Mitesser im Gesicht)
- Präkanzerosen (Aktinische Keratose, Lentigo maligna)
- Malignome (Basaliom, Spinozelluläres Karzinom, Lentigo-maligna-Melanom)

Chronisch hohe UVA-Dosen (z.B. nach langer Sonnenexposition wegen eines guten UVB-Schutzes) sind ebenfalls schädlich und für verschiedene Komponenten der Hautalterung (elastische Degeneration in der Dermis) und der Krebsentstehung mitverantwortlich. Mit den zunehmenden Kenntnissen der Bedeutung der UVA-Strahlung bei pathologischen Lichtreaktionen und Spätschäden wächst das Bedürfnis, sich auch vor UVA zu schützen und Lichtschutzfaktoren für den UVA-Bereich anzugeben. Im Gegensatz zu LSF-(Lichtschutzfaktor) UVB ist die Bestimmung des LSF-UVA noch nicht standardisiert. Da zur Erzeugung eines UVA-Erythems im Vergleich zu der eines UVB-Erythems etwa die 1000fache Lichtdosis erforderlich ist, also sehr lange Bestrahlungszeiten nötig wären, werden zur Beurteilung der Schutzwirkung gegen UVA die Direktpigmentierung und das PUVA-Erythem herangezogen. Diese beiden Methoden können wie folgt charakterisiert werden[1]:

---
[1] S. Schauder: Prophylaxe (Lichtschutz), in: E. Macher, G. Kolde, E. B. Bröcker (Hg.), Licht und Haut, Biermann Verlag, 1992, S. 187.

1. Die photochemische oder Pigmentierungs-Methode nutzt die Eigenschaft des Melanins, das durch die Wirkung der UVA-Strahlen oxidiert wird und dadurch eine sofort nach Exposition sichtbare Pigmentierung verursacht.

$$\text{LSF-UVA} = \frac{\text{Direktpigmentierungsschwellenzeit mit Lichtschutz}}{\text{Direktpigmentierungsschwellenzeit ohne Lichtschutz}}$$

2. Die phototoxische oder PUVA-Methode. Wegen der langen Bestrahlungszeiten, die zur Auslösung eines UVA-Erythems an der normalen Haut erforderlich sind, nutzt man die phototoxische Wirkung von lokal appliziertem 8-MOP (8-Methoxy-Psoralen) und löst dadurch mit viel kürzeren Bestrahlungszeiten an der durch das Psoralen sensibilisierten Haut das PUVA-Erythem aus.

$$\text{LSF-UVA} = \frac{\text{PUVA-Erythemschwellenzeit mit Lichtschutz}}{\text{PUVA-Erythemschwellenzeit ohne Lichtschutz}}$$

Zwischen den beiden Methoden wurde eine gute Korrelation festgestellt: Wert Pigmentierungsmethode mal Faktor 2,3 = PUVA-Wert.

Für MicroSun 20 errechnet sich z.B. ein phototoxischer UVA-Wert von ca. 5 (gemessener photochemischer LSF: 2,2).

Tabelle 11. Reduktion der UVA-Transmission (320-400 nm) in vitro durch verschiedene Lichtschutzpräparate.

Präparat	UVA-Transmissionsreduktion %
Micr Sun 20	84%
Pigmentpräparat LSF 20	76%
Pigmentpräparat LSF 15	76%
Pigmentpräparat LSF 12	50%
Daylong 16	75%

Die richtige Hautpflege nach dem Sonnenbad ist das A & O. Das Feuchtigkeitsdefizit kann nach dem Sonnenbad durch Auftragen einer hydrophilen Lotion mit Feuchthaltefaktoren, z. B. *Excipial U Hydrolotio*, kompensiert werden.

In Anbetracht zunehmender Gefährdung durch Hautkrebs wird die Prävention des Sonnenbrandes beim Menschen sicherlich in Zukunft eine sehr bedeutende Rolle spielen, und dem Hautarzt wird dabei eine Schlüsselrolle zugeschrieben. Die Arbeitsgemeinschaft für Prävention der Deutschen Dermatologischen Gesellschaft führt in Zusammenarbeit mit Krankenkassen und Verbänden 1997 und 1998 eine Hautkrebs-Vorbeugeaktion auf den deutschen Flughäfen zum Beginn der großen Ferien durch.

2.7 Infektionen der Haut

Die gesunde Haut verfügt an sich über eine normale Flora an Bakterien und Pilzen. Diese kann infolge von Stoffwechselstörungen oder auch Infekten direkt gestört werden. Im Kindesalter ist die Impetigo eine häufige Erscheinung. Goldgelbe Krusten zieren in schnell zunehmender Weise die Oberfläche des Kindes und beunruhigen die Familie. Allergiker sind häufig wegen mangelnder lokaler Abwehr besonders betroffen. Erst die Gabe eines lokalen ggf. auch systemischen Antibiotikums kann hier Abhilfe schaffen. Typisch ist der Infektionsweg über Kontakt mit Gleichaltrigen im Kindergarten, wie er für viele der Kinderkrankheiten gilt. Gleiches gilt für lokale Infektionen mit Warzen und Pilzen. Hier ist konsequentes Fetten des Hautorgans sowie Desinfizieren z.B. von Schuhen und Badewannen angesagt.

Assoziierte relevante Krankheitsbilder

Indirekt bedeutet in diesem Zusammenhang, daß ein von außen auf die Haut auftreffendes Ereignis erst im Körper durch eine entsprechende körpereigene Reaktion bzw. Veranlagung umgesetzt werden muß, bis eine sichtbare Schädigung der Haut auftritt.

2.8 Akne

Erstaunlich, junge Patienten, nach umweltmedizinischen Themen befragt, halten Akne für ein von Schadstoffpartikeln mitverursachtes Problem. Die (Aus)Reinigung der Haut wird von der kosmetischen Industrie ja rund um die Uhr suggeriert und entfacht so eine förmliche Putzwut im Gesicht. Gleiches gilt für die danach angeblich notwendige Pflege- und Nährcreme, die bei jungen Menschen eine häufige Ursache für chronisch überfettete und komedobehaftete Haut neben den Hormonen darstellt.

Insbesondere in der Pubertät verändert sich die Haut aufgrund eines sich umstellenden Hormonhaushaltes. Die Haut wird fettiger, Pickel, Mitesser und in vielen Fällen auch Akne kommen zum Vorschein. Obwohl es sich in den meisten Fällen nur um ein vorübergehendes Phänomen handelt, wird das Erscheinungsbild doch als unangenehm und schwer zu ertragen empfunden. Es ist gerade für junge Leute schwierig, sich damit abzufinden.

Drei Faktoren sind hauptsächlich für die Bildung von Pickeln und Mitessern verantwortlich:

- Die Produktion von überschüssigem Sebum (Hauttalg), denn die Talgdrüsen werden von den in der Pubertät vom Organismus abgesonderten Hormonen stimuliert;

Die Erweiterung des Haarsebumkanals, der sich mit Resten der Hornzellen (abgestorbene Zellen) füllt, welche im Übermaß produziert werden. Es sind die im Sebum klebenden Hornreste, die den Kanal erweitern und zur Verstopfung der Poren führen. Folge: Mitesser (Komedon);
Die Bakterien, die sich normalerweise tief im Haarkanal befinden, vermehren sich in den Komedonen. Diese Bakterien und ein in der Haut befindliches Enzym (Lipase) führen dazu, daß Sebum abgebaut wird und somit verursachen sie die Freisetzung aggressiver Fettsäuren. Diese greifen die Kanalwand an und schließlich sprengen sie sie, so daß der gesamte Inhalt des Haarkanals (Hornreste, Sebum und Mikroben) sich in die Haut ergießt. Was nun folgt, ist eine entzündliche Reaktion, die die Mitesser in mit Eiter gefüllte Pickel verwandelt.

Damit nicht genug: es bilden sich häßliche Narbenzüge, die sog. Akne conglobata, ein schweres, frühzeitig in die Hand eines erfahrenen Dermatologen gehörendes Krankheitsbild. In der Jugend ist die Ursache überwiegend in einem Überschuß an männlichen Hormonen sowie pathologischen Hautkeimen zu suchen. Oft kommen auch noch psychologische Faktoren hinzu. Eine weitere Ursache kann im Umgang mit Schmierstoffen (KFZ-Gewerbe) oder auch direktem Kontakt zu Leder (Motorradhelme) liegen. Bekannt wurde auch das Auftreten von Akneschüben nach Umweltunglücken wie in Seveso (Dioxinakne) oder auch die sog. Chlorakne.

Im fortgeschrittenen Alter kommen bei Frauen oft auch hormonelle Einflüsse zum Tragen. Die Symptome reichen hier von leichten Akneformen um den Mund bis hin zu massiven Pickeln und sogar reaktiven psychischen Depressionen. Oft werden hier Umweltprobleme (Amalgam- /Schwermetallbelastung) angeschuldigt, in Wirklichkeit verbirgt sich oft ein relatives Östrogenmangel-Syndrom (Klimakterium) oder ein Auftreten von Zysten (Bläschen) an den Eierstöcken (Ausschluß durch Ultraschall – Frauenarzt!) hinter den beschriebenen Symptomen.

2.9 Neurodermitis (syn. endogenes Ekzem, atopisches Ekzem)

Atopie als Oberbegriff

In den letzten Jahren hat sich der statistisch definierte Atopie-Begriff zur Klassifikation der allergischen Potenz eines Patienten durchgesetzt. Man geht davon aus, daß mehrere Merkmale die Manifestation allergischer Symtome (Heuschnupfen, Asthma, Neurodermitis) begünstigen, was einen möglichen prädiktiven Faktor z.B. bei Patienten in gefährdeten Berufen darstellt.

Eine Allergie kann viele Ursachen haben. Im Kindesalter ist es zunächst einmal der Milchschorf, der nach Ansicht vieler Autoren ein erster Hinweis auf das Bestehen einer allergischen Veranlagung ist.

Beispiel: In die Praxis wird ein wenige Monate alter Säugling gebracht, von seiner Mutter liebevoll umsorgt, gelegentlich auch überversorgt, der in einem Bettchen stets liebevoll auf Körpertemperatur warm gehalten wird. Nun sind die Kleinen theoretisch hilflos, steuern aber durch ihr intensives Krähen die mütterlichen Aktivitäten zumindest zeitlich recht genau. Die Mutter lebt in ständiger Angst, daß sie irgend etwas vergessen oder einen Fehler bei der Pflege des Nachwuchses gemacht hat. Dazu kommt, daß unser Allerbester seit einigen Wochen hartnäckige Ekzeme auf beiden Wangen zeigt. Sichtlich überfordert stammelt die Mutter beim Hautarztbesuch mit beschwörendem Blick: „Neurodermitis?!"

Das Wichtige ist zuerst einmal, die Familie zu beruhigen, daß nicht jedes Schuppenkräuslein am Kopfe bereits die Diagnose einer Neurodermitis bedeutet, und daß die Neurodermitis wiederum selber nichts anderes ist als eine „allergische" Überreaktion des kindlichen Organismus und keine eigentliche „Krankheit". Worauf diese nun im Einzelnen beruht ist wegen der Komplexität des Themas in der Sprechstunde oft nicht bis zur letzten Einzelheit zu erklären. Wichtig ist meines Erachtens aber, daß man den Eltern die Angst nimmt, daß ihr Thronfolger bereits in jungen Jahren schon durch Krankheit gebrandmarkt ist und als Kranker aufgefaßt und behandelt wird.

Die Neurodermitis ist nicht nur eine Erkrankung des Kindesalters: Im Wartezimmer sitzt ein 20jähriger Patient, er kratzt und schabt sich fortwährend, die Handrücken sind gerötet, aufgekratzt, ausgetrocknet, teilweise schuppend, teilweise vielleicht sogar nässend, das Gesicht ebenfalls deutlich entzündet, schuppige Augenbrauen, dazu der Eindruck völliger Übermüdung. Allgemeines Bedauern ist dem Patienten sicher. Dieser will aber kein Bedauern und kein Mitleid erregen, sondern hat das Gefühl, sich in seiner Umgebung bewähren, ja besonders auszeichnen zu müssen. So zeigt sich der Patient mit Neurodermitis (endogenem, atopischen Ekzem) oft in der Praxis.

Das Komplizierte ist, daß sich bei der übertriebenen Allergiebereitschaft (Atopie) nicht nur die Haut entzündlich verändern kann, sondern auch Asthma sowie sogenannter Heuschnupfen auftreten können. Woher rührt nun dieser Hautzustand? Zunächst infolge einer Veranlagung (bereits Vater oder Mutter oder beide hatten Hautprobleme oder Heuschnupfen oder Asthma) wird die Haut äußerst trocken, ja spröde und rissig. Bei Kindern wird schon kurz nach der Geburt der sogenannte Milchschorf beschrieben. Es kommt zu immer wiederkehrenden kleinen oder auch größeren Entzündungen im Bereich der Beugeflächen der Gelenke (Ellenbogen/Kniekehlen). Die Haut ist spröde, trocken, sie juckt, und nachts herrscht häufig intensives Kratzen, Juckbedürfnis, teilweise gibt es in der

Fachliteratur als orgiastische Kratzepisoden bezeichnete Intervalle.

Auslöser der Neurodermitis

Als Auslöser kommen verschiedene Ursachen in Frage. Bei Kleinkindern fahnde ich zunächst nach Tierfellen und anderen Stoffen tierischen Ursprungs (Roßhaarmatratzen/Lammfelle/Federbetten etc.). Häufig ist schon kurz nach Entfernung des verdächtigen Produktes aus der Umgebung des Kindes eine deutliche Reduktion oder auch Beschwerdefreiheit zu verspüren. Aber es kommt auch darauf an, den trockenen Hautzustand durch rückfettende Maßnahmen zu normalisieren. Hier eignen sich insbesondere Produkte wie Eucerin cum Aqua oder ungt. leniens. Diese können in der Apotheke rezeptfrei bezogen werden. Da jeder kleine Patient über einen ganz individuellen Hautzustand verfügt, empfiehlt es sich, mehrere Salben in kleinen Döschen zu beziehen und diese bezüglich ihrer Verträglichkeit und ihres therapeutischen Effektes auszuprobieren.

Ein weiteres Problem sind die Plüschtiere, die mindestens vierteljährlich gewaschen werden sollten. Nichtwaschbare Plüschtierchen sollten zunächst einmal ausrangiert werden. Desweiteren stellt sich die Frage nach unseren kleinen gefiederten, insbesondere aber auch haarigen Freunden wie z.B. Katzen. Man weiß, daß Katzen im Umkreis von mehreren Metern zu einem hohen Prozentsatz zu Sensibilisierungen bis hin zum Asthma führen können. Es empfiehlt sich also bei entsprechend disponierten Familien, von vornherein auf deren Erwerb zu verzichten. In der Hitparade der auslösenden Allergene folgen danach die Kaninchen, Pferde und Schafe, sicherlich gibt es auch Sensibilisierungen gegen Hunde, die sind aber weitaus seltener, so daß sich bei unbedingtem Bedarf eher der Kauf eines Hundes als der einer Katze empfiehlt.

Ein guter Tip: Einmal im Kinderwagen suchen, ob da nicht irgendwo von der Großmutter noch ein altes Lammfell vergraben ist, das in kindlicher Umgebung nichts verloren hat, da gerade darin die berühmten Hausstaubmilben zu Millionen ihr Dasein fristen. Oft genug hat schon allein das Entfernen des Lammfelles aus der Umgebung des Kindes eine Heilung der Hauterscheinung bewirkt.

Die Eltern und die Krankheit

Ein weiterer entscheidender Faktor ist die Verarbeitung der Problematik durch die Eltern. Häufig findet sich eine hypersensible, total verunsicherte Mutter, die nun das Gefühl hat, daß ihr Kind eine richtige „Krankheit" hat. Man sollte die Neurodermitis jedoch nicht unbedingt als eine reine Krankheit verstehen, sondern sie als ein multifaktorielles Geschehen erkennen, wo Punkt für Punkt die entsprechenden Probleme abgearbeitet und abgehandelt werden müssen, um den auslösenden Faktor zu erkennen und zu beseitigen. Man stelle sich nur vor, wie genervt Eltern sein müssen, wenn das Kind die ganze Nacht hindurch kratzt, sich blutig aufkratzt und bemerkbar macht, so daß ein geregelter Schlaf innerhalb der Familie nicht mehr möglich ist.

Ich wiederhole es gerne und immer wieder: die Neurodermitis (auch als endogenes oder atopisches Ekzem bezeichnet) stellt eine natürliche, z.T. genetisch veranlagte Reaktionsform der Haut dar, im Einzelfall eine Überreaktion des Körpers auf zugeführte Allergene. Es ist der gesunde Organismus, der sich hier mit seiner Umgebung auseinandersetzt, der in der Lage ist entsprechende äußere Einflüsse wahrzunehmen. So gilt es die Besorgnis und Angst der Eltern in Ruhe und zielgerechtes Handeln umzusetzen, um zu verhindern, daß sich schon in den ersten Lebensjahren z.B. ein überbetontes, ja krankhaftes Mutter-Kind-Verhältnis aufbaut.

Hefepilzbesiedlung

Häufig liegt auch eine Hefepilzbesiedlung des Magen-Darm-Traktes vor: Diese ist in der Lage, den Nahrungsaufnahmeprozeß zu verändern und „bioaktive" Eiweißkörper durch die natürliche Schleimhautbarriere in den Organismus zu lassen, die dann entsprechende Hautreaktionen auslösen können. Wir untersuchen daher bei jedem Kind bei entsprechenden Symptomen zunächst den Magen-Darm-Trakt auf eine mögliche Hefepilzinfektion; ist der Befund positiv, so ist die Therapie mittels Gabe einer Nystatin-haltigen, die Magen- und Darmwand nicht passierenden Substanz, einfach. Für das Kind ist die Therapie in Saft- oder Geleeform kein Problem. Danach dauert es noch meistens einige Zeit, und die entsprechenden Symptome sind – bei Beachtung einer zuckerarmen Ernährung sowie regelmäßigen Rückfettens der Haut – verschwunden.

In typischen Schüben kommt es bei entsprechend disponierten Menschen (sog. Atopikern) gerne episodenhaft zum Auftreten allergischer Schübe im Bereich der Beugen (Ellbogen, Kniekehlen) sowie in späteren Lebensjahren auch im Bereich der Augenlider. Auch dies sind Spielvarianten der Neurodermitis, die als Ursache eine ausgeprägte Xerose (trockene Haut) hat. Diese trockene Haut eröffnet Umwelteinflüssen einfachen Zugang zum Organismus. Bekanntermaßen häufig sind bei entsprechend Prädisponierten daher Virus-, Bakterien- und Pilzinfekte (Warzen, Impetigo, Fußpilze etc.) und nach meiner Beobachtung überraschenderweise auch Leberflecken (Bakterien-Pilze-Viren-getriggert?).

Aufgrund ihrer sehr empfindlichen Haut, können Neurodermitiker bei einigen Berufen Schwierigkeiten bekommen. Hier eine Auswahl von Berufen, die für Neurodermitiker ungeeignet sind:

Übersicht 2. Berufe, die für Atopiker ungeeignet sind (Auswahl)

Bäcker (Mehlstaub, Milben)
Dreher (Lösungen, Chemikalien)
Fliesenleger
Friseur (Chemikalien)
Gärtner (Pflanzen)
Koch (Gewürze u.a.)
Krankenpfleger/-schwester
Kürschner (Pelze)
Maler (Farbstoffe, Chemikalien)
Maurer (Zement)
Melker (Tierkontakte)
Reinigungsberufe (Chemikalien)
Schlosser (Metalle)
Schneider (Textilien, Farbstoffe)
Steinmetz (Staub)
Tierpfleger (Tierkontakte)
Verkäufer (diverse Substanzen)
Veterinär (Tierkontakte)
Zimmermann (Hölzer, Holzstaub)
Arbeiten in der Gummi-, Holz-, Textil-, Lederindustrie wie auch in allen metallverarbeitenden Berufen

Zusätzliche Erkrankungen bei Neurodermitis

Zu den Hauterscheinungen bei Neurodermitikern können Nahrungsmittelallergien – unter anderem gegen Lebensmittel und Konservierungsstoffe – sowie Asthma und Heuschnupfen hinzukommen. Man spricht dann vom sogenannten Atopie-Syndrom. Da die allergischen Reaktionen sehr individuell sind, kann kein allgemeiner Diät-Plan erstellt werden. Empfehlenswert ist eine zuckerarme und möglichst natürliche Ernährung. Bei Verdacht auf Lebensmittelallergie bzw. -unverträglichkeit empfiehlt es sich vorerst auf Lebensmittel zu verzichten, die erfahrungsgemäß eine Verschlechterung des Zustandes (Rötung, Juckreiz) hervorrufen können: scharfe Gewürze, Süßigkeiten, Süßgetränke (Limonade usw.), Nüsse, Produkte mit Konservierungsstoffe, Fabrikzucker. Tomaten, Eier, Fisch, Nüsse, Milch (jedoch nicht unbedingt Milchprodukte wie z. B. Joghurt) können u. a. allergische Reaktionen verursachen. Als Ersatzmöglichkeit bieten sich Sojamilch und Sojaprodukte. Eine sogenannte Suchdiät, jedoch immer nach Rücksprache mit dem behandelnden Arzt, ist die stufenweise Aufnahme immer nur einzelner Produkte in den Speiseplan und kann eine diagnostische Maßnahme darstellen. Die eigene Beobachtung ist und bleibt entscheidend. Wichtig ist auch, daß man immer ausreichend Flüssigkeit zu sich nimmt, wobei stille Wasser und Tees die beste Wahl darstellen.

Vorbeugen heißt hier Intensivierung einer wirksamen Hautpflege. Über das wie und wieviel entscheidet Ihr Hautarzt. Dazu verfügt er über eine Reihe von Rezepturen, die - herrührend aus der Erfahrungsmedizin - einen einzigartigen Fundus an individuellen Therapiemöglichkeiten bieten.

Pflege allergie- und umweltgestreßter Haut

Die sehr empfindliche, neurodermitisch veränderte Haut bedarf einer kontinuierlichen Pflege. Im folgenden sind mögliche Präparationen genannt:

Abendpflege (wegen Hitzestaus sollten Fettsalben nur in ausgewählten Fällen angewendet werden):

- Eucerinum anhydricum
  (Wollwachsalkoholsalbe DAB 9)
- Ungt. Paraffini
  (Paraff. liqu. + Paraff. sol. aa ad 100,0)
  Stellenweise:
  Ungt. molle DAB 6
- Lanolin, Vasel. flav. Aa ad 100,0)

Salben (als Standardmedikation besser geeignet)

- „Eucerin mix" (Eucer. anhydr. + Eucer. c. aqua aa ad 100,0)
- Ungt. Emulsificans (hydrophile Salbe DAB 9; emulg. Cetylstearylalkohol 30,0, Paraff. dur. 35,0, Vasel. Alb. 35,0)

Bei überempfindlichen Patienten:
- Vasel. alb. Purissimum (ad usum ophthalmicum)

Tagespflege

- Eucerinum c. aqua (Wollwachsalkoholsalbe DAB 9 + Aqua purif aa ad 100,0)
- Ungt. emulsificans aquosum (hydrophile Salbe DAB 9 30,0, Aqua purif, 70,0)
- Basiscreme DAC 1986 (Rp. Glycerolmonostearat 4,0, Cetylalkohol 6,0, Triglyzeride 7,5, Polyoxyäthylenglyzerolmonostearat 7,0, Prophylenglykol 10,0, Vasel. alb. 25,0, Aqua purif. 40,0)

Eine pflegende Wirkung und eine praktikablere Darreichung haben Präparationen von führenden Herstellern dermatologischer Pflegepräparate wie z.B. der Firma Hans Karrer oder La Roche-Posay. Hier werden hohe Anforderungen an die Verträglichkeit der Stoffe (keine Verwendung von Duftstoffen, wenige genau definierte Konservierungsstoffe) gepaart mit guten kosmetischen und entsprechenden kühlenden und pflegenden Eigenschaften. Wer eine besonders für Problemzonen kosmetisch und allergologisch anspruchsvolle Pflege sucht, ist insbesondere auch mit Präparaten der Firmen Pierre Fabre und Roc gut beraten. Eine Detailberatung erhalten sie neben den apothekenüblichen Empfehlungen auch in kosmetologisch engagierten Hautarztpraxen, in denen auch das Assistenzpersonal entsprechend geschult ist.

Duft- und Aromastoffe sind besonders häufig Auslöser für allergische Reaktionen. Zimtaldehyd – als Allergen innerhalb der Aromastoffe die wichtigste Verbindung – ist nicht nur in Zimt und zimthaltigen Lebensmitteln enthalten. Häufig wird dieser Aromastoff auch Körperpflegemitteln, zum Beispiel Duschgels, beigefügt, wo er für den charakteristischen "Frischeduft" sorgt. Sowohl für Betroffene als auch für Ärzte sind derartige Allergien ein großes Problem. Nicht nur die Identifikation der auslösenden Substanz gleicht der Suche nach der berühmten Stecknadel im Heuhaufen. Selbst wer den Auslöser seiner Allergie schließlich kennt, hat kaum eine Möglichkeit ihm auszuweichen, denn für Duft- und Aromastoffe gab es bisher keine Deklarationspflicht. Ab 1.1.98 erfolgt eine neue Verordnung zu den Inhaltsstoffen von Kosmetika, die eine konsequente Deklaration sowie den Nachweis der behaupteten Wirkung vorsieht. Kleinere Firmen sowie Newcomer haben damit kaum noch eine Chance, dafür ist der Verbraucherschutz deutlich verbessert.

Umwelteinflüsse bei Neurodermitikern

Bei der Erforschung von Umwelteinflüssen stoßen wir darauf, daß Neurodermitiker-Kinder offensichtlich in Arealen mit einer hohen industriellen Belastung vermehrt vorkommen. Hier scheint der Gehalt an Luftschadstoffen besonders ausschlagend zu sein, eine persönliche Erfahrung geht allerdings noch in eine andere Richtung, nämlich in die Qualität des Trinkwassers. Das Trinkwasser, das ja auch zum Duschen verwendet wird, ist häufig gechlort, das heißt, es hat eine hautaustrocknende Wirkung. Hier empfehle ich dem Patienten, zunächst einmal mit destilliertem Wasser bei exakt eingestelltem pH kleine Areale der Haut zu pflegen, um einen Vergleich und einen Hinweis auf die therapeutische Relevanz zu haben. Wird nun gebadet, so sollte man ein Öl-Duschbad, wie es z.B. von Bayersdorf (PH 5 Eucerin Dusch-Ölbad) vertrieben wird, bevorzugen. Auch gibt es medizinische Pflegeprodukte, die einen rückfettenden und auch noch juckreizstillenden Zusatz enthalten.

Wächst der Patient heran, so gibt es häufig nach einer „stürmischen" Neurodermitikerkindheit eine etwas ruhigere Phase im Alter von 10 bis 16 Jahren. Es kann dann wiederum oder auch erstmals in den 20er oder 30er Lebensjahren zu erneuten Ekzemschüben kommen. Teilweise ist auch ein sogenannter Etagenwechsel festzustellen, das heißt, wo ehedem vielleicht nur Haut- oder auch Heuschnupfensymptomatik herrsche, kommt es zur Ausprägung von Asthmaschüben.

Da mit zunehmendem Alter wiederum die Fettung der Hautoberfläche nachläßt, kommt es in höheren Lebensjahren auch zum Auftreten von Schüben von Neurodermitis, diese schauen hier allerdings anders aus, es sind häufig umschriebene, kleinere, deutlich aufgekratzte Herde, die insbesondere im Bereich der Arme und der Schultern existieren. Der quälende Juckreiz ist oft unstillbar, so daß juckreizstillende bzw. entzündungshemmende Stoffe wie Thesit oder auch Cortison in die entsprechenden Salbengrundlagen einzumixen sind. Eine weitere häufige Ursache derartiger Schübe im Alter ist das Auftreten von Hefepilzen im Magen-Darm-Trakt, was allerdings sehr kontrovers und gegensätzlich diskutiert wird. Sicher lobenswert ist die Suche nach einem Pilz, wobei natürlich die lokale Konzentration im Magen-Darm-Trakt ausschlaggebend ist. Hier hat sich in den letzten Jahren eine Art Glaubensgemeinschaft bezüglich der Pilzinfektionen des Magen-Darm-Traktes gebildet, die sicherlich nicht in allen Auswirkungen auf wissenschaftlichen Maßstäben beruht. Eigene Erfahrungen aber belegen, daß durchaus die Behandlung einer Pilzinfektion des Magen-Darm-Traktes insbesondere im kindlichen Alter zu einem deutlichen Rückgang der Beschwerden führen kann. Bei älteren Patienten soll ein Altersdiabetes (Zuckerkrankheit) ausgeschlossen werden. Hier ist natürlich nicht der Platz gegeben, um über alle Ernährungsaspekte der Neurodermitis zu diskutieren, ich möchte aber darauf hinweisen, daß ich selbst - da auch Atopiker - mich seit Jahren einer zuckerarmen Ernährung unterziehe, und diese mittlerweile längst nicht mehr als Unterwerfungs- sondern geradezu als Wohltat empfinde. Ich darf Ihnen aus eigener Erfahrung sagen, daß Sie 6-8 Wochen nach Durchhalten einer zuckerfreien Ernährung ohne gezuckerte Speisen ganz hervorragend leben können. Die Haut wird es Ihnen danken.

Meine Ekzemneigung hat damit jedenfalls sehr deutlich nachgelassen.

Eine weitere Ursache dieser Hautveränderungen kann durchaus auch in einer Nahrungsmittelunverträglichkeit liegen, wobei neben den Nahrungsmitteln ja mittlerweile auch Gewürze und Lebensmittelzusatzstoffe eine wichtige Rolle spielen können.

Assoziierte Unverträglichkeiten z.b. mit Tomaten oder auch Steinobst sind häufig schwierig zu fassen, neben entsprechenden Befunden im sog. Pricktest gibt es zumeist keine eindeutigen Blutbefunde. Hinweise lassen sich allerdings mittels des sogenannten Radioimmunoassays (RIA) oder auch des sogenannten Enzymimmunoassays im laborärztlichen Bereich finden. Wichtig ist aber, daß das verdächtige Nahrungsmittel auch nativ im Reibetest bzw. Skratchtest getestet, ja per oraler Aufnahme exponiert wird. Damit wird nicht nur eine lokale bzw. systemische Reaktion im Bereich der Haut gezielt nachvollzogen (stets unter entsprechender konsequenter Überwachung durch einen erfahrenen Allergologen bzw. Anästhesisten), es kann auch keine vorangegangene konservierende Maßnahme (z.B. Kochen) das Allergen zerstören. Entsprechendes wird im übrigen auch seitens der Musterungsverfahren der Bundeswehr gefordert, die ja bei Nahrungsmittelallergien zum Teil darüber zu entscheiden hat, ob hier ggf. eine Wehruntauglichkeit vorliegt. In den letzten Jahren hat die Zunahme von Allergien, insbesondere durch die Kiwi-Früchte gezeigt, daß auch hier eine gewisse Abhängigkeit von Nahrungs- und Ernährungsmoden gegeben ist. So können auch seltene Gewürze durchaus zu überraschenden Effekten führen, wie es mir z.B. auf einem Kongreßessen in München passierte, als mir ein Wirt beim Servieren noch mit einem „Wohl bekomm's" einen Teller pseudoorientalischer Suppe vorsetzte. Bereits der erste Schluck führte nach wenigen Sekunden zu einem Verdrehen der Augen und einem Absturz in die Ohnmacht meinerseits. Ursache war eine Gewürzunverträglichkeit. Die Kongreßteilnehmer waren jedenfalls entzückt und die Kollegen erfreut über eine derartige praxisnahe Demonstration von Nahrungsmittelunverträglichkeitserscheinungen.

Ein weiterer wichtiger Faktor ist die psychologische Betreuung dieser Patienten. Oft sind scheinbar rein allergische Reaktionen wie z.B. Asthma zusätzlich über innere Empfindungen getriggert. Dazu stehen diverse psychotherapeutische Verfahren zur Verfügung. Im Einzelfall muß beurteilt werden, welches Verfahren optimal für den Patienten ist. Ich persönlich bin ein Befürworter der verhaltenstherapeutischen Richtung. Insbesondere ist dafür zu sorgen, daß der Patient das Gefühl Juckreiz in andere Manöver umleitet, als es z.B. mit dem Einkrallen der bloßen Nägel in die Haut und Herausreißen von Fleischfetzen zu beantworten.

In der Praxis habe ich hierzu psychotherapeutische Interventionsverfahren etabliert, die allerdings bei der zunehmenden Zahl von Patienten nur in schwierigen Einzelfällen zur Anwendung kommen können, da mittlerweile für viele längerfristige Verfahren Zeit und leider insbesondere den Kassen das Geld fehlt. Vielleicht überfällt Verantwortliche in der Politik oder auch im Bereich der Kassen eines Tages auch einmal ein endogenes Ekzem, um diesen zu zeigen, daß nicht politische oder nur volkswirtschaftliche sondern auch menschliche Ansätze für Probleme geschaffen werden müssen und nicht das Heil der Welt nur noch in steigenden Aktienkursen und Renditen von multinationalen Unternehmen zu sehen ist. Insofern fühlt man sich als für seine Patienten mitverantwortlich denkender Arzt von der Politik dauerhaft allein gelassen, muß man nur zu häufig das umsetzen, was Politiker nicht öffentlich zu sagen wagen.

2.10 Heuschnupfen und Asthma

Heuschnupfen ist ein irreführender Begriff, denn er wird nicht durch Heu, sondern durch Pollen ausgelöst.

Der Arzt spricht von Pollinosis oder von einer durch Pollen ausgelösten allergischen Rhinitis (Schnupfen), die auch als saisonale, also jahreszeitlich (zur Blütezeit bestimmter Pflanzen) auftretende Rhinitis bezeichnet wird.

Pollen, also Blütenstaub, sind die männlichen Keimzellen bei höheren Pflanzen. Die winzigen Pollenkörner haben, je nach Pflanzenart, unterschiedlichen Formen und Oberflächen - mit Stacheln, Löchern oder Schlitzen. Ihre durchschnittliche Größe liegt bei 1/20 Millimeter; sie sind für das bloße Auge nicht sichtbar.

Pollenstaub enthält viele Eiweißstoffe, die als Allergene wirken. Kleinere, leichtere Pollen werden meist vom Wind zerstreut, während größere durch Insekten transportiert werden.

Windverstäubte Pollen sind stärker allergen und können über weite Entfernungen getragen werden. Das erklärt, warum mancher unter einer Pollenallergie durch Pflanzen leidet, die gar nicht in unserer Umgebung wachsen.

Von den entomophilen Pollen werden weitaus geringere Mengen gebildet, vor allem von Pflanzen, die bunte und stark riechende Blüten tragen, um Insekten anzuziehen. Die relativ geringe Zahl der entomophilen Pollen, ihre Größe und die Tatsache, daß sie überwiegend durch Insekten transportiert werden und in der Luft seltener vorkommen, sind der Grund, warum sie weniger Allergien auslösen.

Beim Allergiker kommt es dann zu einem Pollinosis-Anfall, wenn die Pollenkonzentration in der Luft einen bestimmten Schwellenwert übersteigt, der je nach Pflanzenart unterschiedlich ist, im Mittel jedoch 10 bis 20 Pollenkörner pro Kubikmeter Luft beträgt.

Tabelle 12. Auslöser der saisonalen Pollinosis (Heuschnupfen) sind vor allem Gräser, Bäume und Sträucher sowie Kräuter

Gräser	Bäume und Sträucher	Kräuter
Hafer	Ulme	Ampfer
Quecke	Birke	Gänsefuß
Rispengras	Haselnuß	Wegerich
Roggen	Buche	Beifuß
Schilf	Erle	Margerite
Weidelgras	Ahorn	Löwenzahn
Weizen	Pappel	Goldrute

Baumpollen fliegen von Ende Januar bis Mitte Juli, Gräserpollen von Mitte April bis Ende August und Wildkräuterpollen von Mitte Mai bis Ende August. Jahreszeitliche Wettereinflüsse können diese Zeiträume um bis zu zwei Wochen verschieben.

Der Gipfel des Gräserpollenflugs liegt bei uns zwischen Anfang Juni und Mitte Juli. Ein Kubikmeter Luft kann dann bis zu 500 Gräserpollen enthalten. Halten Sie in dieser Zeit Türen und Fenster möglichst geschlossen. Meiden Sie das Freie – vor allem das Rasenmähen. Nicht nur die Gräserpollen, auch die auf Gras wachsenden Schimmelpilze machen dem Allergiker zu schaffen.

Im Bergland können Pollenflugzeiten klimabedingt um vier oder mehr Wochen verspätet einsetzen. Daran sollten Sie bei Ihrer Ferienplanung denken.

Manche Baumpollen sind relativ schwer und fliegen nicht weit – man kann ihnen deswegen leichter aus dem Wege gehen. Birkenpollen stellen jedoch, besonders im Norden, ein großes Problem dar.

Das Wetter beeinflußt die Pollenkonzentration in der Luft. An heißen, trockenen Tagen kann der Wind den Blütenstaub kilometerweit tragen und verschlechtert den Zustand von Pollinotikern. Regen hingegen trägt zur Besserung bei: Er schwemmt die Pollen aus der Luft. Bevor Sie einen Spaziergang unternehmen oder mit dem Auto zum Einkaufen oder in die Ferien fahren: Beobachten Sie die Natur, schauen Sie in den Pollenflugkalender und hören Sie die aktuellen Meldungen der Pollenflugvorhersage (im Internet unter www.allergie.de).

Von wenigen Ausnahmen abgesehen, können Allergiker ihr Heim oder ihren Garten gefahrlos mit Blumen schmücken, da diese meist Blütenstaub tragen, der durch Insekten verbreitet wird.

Vorsicht bei Honig! Er könnte unverträgliche Pollen enthalten und somit eine allergische Reaktion auslösen.

Heuschnupfen tritt in jeder Altersstufe auf, am häufigsten aber zwischen dem 8. und 20. Lebensjahr und seltener nach dem 40. Die Symptome des Heuschnupfens (allergische Rhinitis und / oder Konjunktivitis) beginnen meist mit Jucken und Kribbeln (Pruritus) von Augen, Nase und Rachen sowie Niesreiz, gefolgt von der "laufenden", später "verstopften" Nase.

Dazu können als Komplikationen noch ein gestörtes Geruchs- und Geschmacksempfinden, eine Entzündung der Nasennebenhöhlen und Asthma (besonders in feuchten Sommern) kommen.

Es ist praktisch unmöglich, Kontakt mit Pollen zu vermeiden, aber man kann doch einige Vorsichtsmaßnahmen treffen:

- Halten Sie Ihre Fenster, auch beim Autofahren, während der Pollenflugzeit geschlossen - besonders am späten Nachmittag.
- Während der Zeit des stärksten Pollenflugs sollten Sie nicht Campingurlaub machen oder Picknicks veranstalten!
- Machen Sie, wenn möglich, Urlaub am Meer, dort gibt es weniger Pollen!

Andere Rhinitisformen

Im Gegensatz zur saisonalen Rhinitis gibt es Formen der Rhinitis, die nicht an bestimmte Jahreszeiten gebunden sind. Manche Formen der nichtsaisonalen Rhinitis treten das ganze Jahr über auf (perenniale Rhinitis), wie z. B. die Hausstaubmilben-Allergie. Andere sind beruflich oder durch andere Tätigkeiten bedingt, wie Mehl-Allergien bei Bäckern, Tierhaar-Allergien bei Tierzüchtern oder Allergien bei Heimwerkern gegen diverse chemische Bestandteile von Klebern oder Farbe.

Die Symptome sind meist nicht so stark wie beim saisonalen Heuschnupfen. Jedoch kommt es auch hier häufig zur verstopften und laufenden Nase, wobei das Nasensekret klar und wäßrig ist, und zu heftigem Niesreiz, der sich in längeren Niesanfällen – 10–30 maligem Niesen hintereinander – entlädt.

Niesen ist ein natürlicher Schutzreflex und nicht notwendigerweise ein Allergie-Anzeichen. Die Nase befreit sich dabei von schleimhautreizenden Fremdkörpern, indem sie diese mit Schleim (Nasensekret) umkleidet und durch den plötzlichen Luftstoß hinausbefördert.

Therapie bei Rhinitis

Wenn Ihre Nase generell verstopft ist, verzichten Sie so weit wie möglich auf abschwellende Nasentropfen. Ihre Wirkung läßt durch Gewöhnung schnell nach, und sie können bei längerem Gebrauch die Nasenschleimhäute schwer schädigen. Träufeln Sie statt dessen physiologische Kochsalzlösung in die Nasenlöcher. Die Salzlösung ist leicht selbst herzustellen – 9 Gramm Kochsalz (= 2 gestrichene Teelöffel) werden in 1 Liter abgekochtem Wasser aufgelöst - oder ist in der Apotheke erhältlich. Selbstverständlich stehen bei entsprechender allergischer Symptomatik lokal oder systemisch anwendbare in der Regel gut wirksame Antiallergika zur Verfügung wie das neue, laut Aussage von Hoechst Marion Roussell, nicht mehr müde machende Telfast.

Dauert Heuschnupfen über Jahre an, nimmt an Intensität zu und wird keine entsprechende Immuntherapie durchgeführt, kommt es häufig zu einer Beteiligung der Bronchien, zu Asthma. Dieses ist sicherlich nicht immer der Fall und muß mit einer gewissen Vorsicht betrachtet werden, daraus wird aber auch insbesondere die Indikation zur sogenannten Hyposensibilisierungsbehandlung hergeleitet, das heißt, hier soll nun der Patient mit langsam ansteigenden Dosen des Allergens gegen die bestehende Frucht oder das Gras „immun" gemacht werden. Diese Therapie birgt insbesondere in der subkutanen (Spritzen-) Form durchaus ihre Risiken im Sinne eines allergischen Schocks. Wir führen die Immuntherapie daher immer häufiger als die orale Sensibilisierung durch, insbesondere bei Patienten, die in der Krankengeschichte Asthmaepisoden aufweisen und somit auch erhöhtes Risiko bei der subkutanen Sensibilisierung haben (z.B. mit Oralvac von Bencard).

Wie kommt es nun zu dieser Sensibilisierung? Der Einfluß von Luftschadstoffen wird hierbei besonders diskutiert. Ich mache in dem Zusammenhang u.a. die Ozonkonzentration in der Atemluft verantwortlich, die über die Reizung der Schleimhäute gewissermaßen zu einem Öffnungseffekt für Allergene führt und so zu der steigenden Zahl dieser Patienten beiträgt. Auffällig ist, daß insbesondere städtische Regionen vermehrt diese Patienten aufweisen. Hier scheint als sogenanntes Leitallergen insbesondere die Haselnuß anzusprechen zu sein. Hier sind eigentlich die Städtebauer, Pflanzengärtner und Landschaftsarchitekten gefragt. Leider ist das Fach Ökologie insbesondere im Architekturbereich immer noch in einem stiefkindlichen Stadium. Untersuchungen in Schweden haben gezeigt, daß gerade in Bereichen mit deutlichem Straßenverkehr aber auch mit hoher Luftverschmutzung die Zahl der Asthmatiker deutlich erhöht ist. Hier spielen auch Luftdruck und insbesondere Wetterlagen eine hohe Rolle, so ist es aus dem London der 50er Jahre bekannt, daß insbesondere bei Fog schwere, ja zum Teil tödliche Asthmaanfälle registriert wurden.

Diese Überempfindlichkeit – sie kann durch Vererbung bedingt sein – führt unter dem Einfluß von auslösenden Faktoren (Reizen), die als „spezifisch" oder „unspezifisch" bezeichnet werden, zu Asthma-Anfällen.

Unspezifische Auslöser

Sie lösen an den Bronchien von Überempfindlichen einen Asthma-Anfall aus, ohne daß es sich dabei um allergisches Asthma handelt.

Zu den verbreitetsten unspezifischen Auslösern, die beim Einatmen Asthma hervorrufen können, gehören Kalkstaub, Glaswolle, Tabakrauch, Treibgase, wie sie z. B. für Haarsprays verwendet werden. Aber auch Kälte, Nebel, Luftzug oder starke Gefühlsschwankungen können Asthma-Auslöser sein. Diskutiert wird auch eine direkte Veränderung der Allergene durch Umweltschadstoffe im Sinne einer Anlagerung von Schwebstoffen auf Pollen und somit einer Steigerung ihrer Wirkung auf das Immunsystem. Auch Infekte können Allergien auslösen. So zeigen vergleichende Ost-West-Studien, daß Kinder in ehemaligen DDR-Gebieten mit hoher Schadstoffkonzentration in der Luft eine hohe Rate an Bronchitis aufwiesen, wohingegen die Zahl allergisch erkrankter Kinder deutlich geringer ist als im Westen. Ursache kann die unterschiedliche Zusammensetzung der Schadstoffe sein (SO_2 im Osten, Ozon im Westen) oder ein schützender Effekt von Infektionen.

Spezifische Auslöser

Beim echten allergischen Asthma wird die bronchiale Übererregbarkeit mit unterhalten.

Bei den spezifischen Auslösern handelt es sich um Allergene wie Pollen, Tierhaare, Hausstaubmilben, Pilzsporen, Nahrungsmittel, Insektengift oder andere allergene Stoffe.

Symptome bei Asthma

Das Hauptsymptom beim Asthma ist die Atemnot mit keuchendem und rasselndem Atem. Die Ausatmung ist erschwert. Die Atembeschwerden sind oft langdauernd und auch in der Nacht oder bei körperlicher Anstrengung vorhanden. Es kommt auch vor, daß Asthmatiker keine akute Atemnot entwickeln, sondern nur unter eingeschränkter Belastbarkeit und Kurzatmigkeit leiden. Häufig kommt chronischer Husten hinzu. Beruflich bedingtes Asthma ist in diesem Zusammenhang ein nicht zu unterschätzendes Problem, wie Tabelle 13 zeigt.

Eine starke Gefühlsbewegung, Ärger, ein Lachanfall: All das kann einen Asthmaanfall auslösen. Deswegen kann man jedoch Asthma nicht nur als allein nervlich oder seelisch bedingt abtun. Der psychologische Einfluß spielt bei Asthma sicher eine Rolle – wie übrigens bei allen Krankheiten!

Wer geeigneten Sport treibt, kann sein Asthma besser beherrschen und verbessert seine Atemfunktionen. Fragen Sie Ihren Allergologen oder Sportmediziner vorher um Rat.

Schwimmen im beheizten Becken ist ideal. Schwimmen ist gleichzeitig ein gutes Körpertraining und wirkt sich vorteilhaft auf die Atmung aus. Das Wasser darf allerdings nicht zu viel Chlor enthalten, denn das Desinfektionsmittel reizt die Atemwege und trocknet die Haut aus.

Hausstaub-Allergie

Wieviel Hausstaub sich in einem Haus finden läßt, hängt sehr stark davon ab, wo es sich befindet, vom Klima, von der Höhenlage und von der Jahreszeit. Die Hausstaubmenge ist von Haus zu Haus unterschiedlich – ein Bauernhof ist keine Stadtwohnung – und sogar in ein und demselben Haus – ein Bad ist kein Schlafzimmer.

Tabelle 13. Allergene bzw. chemisch-toxisch oder irritativ wirksame Ursachen des Berufsasthmas

Herkunft der Allergene/Noxen	Vorkommen/Beruf
Allergene tierischer Herkunft	
Säuger	
Pferd, Rind, Schaf	Landwirtschaft, Tierärzte
Katze, Hund	
Kaninchen, Meerschweinchen	Laboranten, Wissenschaftler
Ratte, Maus	
Elefant, Löwe	Zoo, Tierwärter
Nerz, Marder	Kürschner, Pelznäher
Vögel	
Hühner, Gänse, Ziervögel	Tierhandel, Geflügelzucht
Insekten	
Käfer, Motten	„Mehlberufe", Zoologen
Zuckmücken, Wasserflöhe	Zierfischzüchter
Spinnmilben, Vorratsmilben	Landwirte
Bakterielle Enzyme	
Proteasen	Chemische Industrie
Allergene pflanzlicher Herkunft	
Mehle (Roggen, Weizen, Soja)	Bäcker, Müller
Getreidestäube	Landwirte
Holzstäube (insbes. tropische Hölzer)	Schreiner
Kaffeestaub	Kaffeeindustrie, Verladearbeiter
Rizinusbohnen	Ölmüller, Verladearbeiter
Zwiebelpflanzen	Gärtner
Pollen (u.a. Korbblütler)	Gärtner
Pilzsporen	Landwirte, Müller, Gärtner Abbrucharbeiter
Latex	Ärzte, Pflegepersonal
Pflanzliche Enzyme, Proteasen	Chemische Industrie
Pilzenzyme, Amylasen	Chemische Industrie, Bäcker
Allergene chemischer Herkunft	
Säureanhydride	Chemische Industrie
Isocyanate	Chemische Industrie
Antibiotkastäube	Chemische Industrie Krankenhauspersonal
Platinsalze	Katalysatorfertigung

Eines bleibt aber immer gleich: Hausstaub enthält einen schier unerschöpflichen Vorrat an Allergenen. Sein hauptsächliches Allergen ist das Exkrement der Milbe.

Prick-Test. In der Praxis nachgewiesen wird die sogenannte Hausstaubsensibilisierung mittels eines Prick-Testes, wobei entsprechende Tröpfchen von z. B. Hausstaub enthaltenden Lösungen auf die Haut des Patienten aufgebracht werden und mittels einer kleinen Lanzette Minimalkonzentrationen in die Haut des Patienten eingeführt werden. Diese reagiert darauf bei entsprechender Sensibilisierung nach etwa 10–20 Minuten positiv, das heißt, je nach Sensibilisierungsstärke kommt es zum Auftreten von mehr oder weniger starken sogenannten Quaddeln. Diese sind nun anhand einer zuvor applizierten Histaminlösung quantitativ, das heißt mengenmäßig, auszuwerten, so daß man einigermaßen Überblick über die Stärke der Sensibilisierung erreicht. Insbesondere beim Hausstaub ergeben sich nun häufig Probleme, da Hausstaub nicht gleich Hausstaub ist, sondern jeder Patient eine eigene häusliche Umgebung besitzt. Einigermaßen gut gelöst haben wir das Problem dadurch, daß wir unsere Patienten die in Frage kommenden Zimmer staubsaugen lassen und uns dann Inhalte dieses Staubsaugerbeutels zur lokalen Testung erbeten. Hiermit konnten wir auch schon privaten Lebensbereich entgegen dem Arbeitsbereich testen und so verdachtsweise herausfinden, ob die beschriebene „Allergie gegen Arbeit" tatsächlich allergischer Natur war. Es gibt diverse Sensibilisierungen, wie z. B. gegen Erle, Hasel und Birke oder auch gegen Gräser und häufig kombiniert mit Roggen. Später werden wir uns mit entsprechenden Sensibilisierungen und auch beobachteten Kreuzreaktionen z.B. in Zusammenhang mit einer Nahrungsmittelallergie auf Tomaten, Haselnüsse oder Sellerie beschäftigen.

Milben

Milben, lateinisch Acarinae, sind winzige, spinnenverwandte Tiere. Hausstaub-Milben erreichen eine Größe von etwa 0,3 Millimeter und sind für das bloße Auge unsichtbar.

Vor allem zwei Milben-Arten, die im Hausstaub leben, sind für Atemwegs-Allergien verantwortlich: Dermatophagoides pteronyssinus und Dermatophagoides farinae.

Hausstaub-Milben ernähren sich hauptsächlich von menschlichen und tierischen Hautschuppen, aber auch vom Abrieb der Daunenfedern oder Wollfasern. Sie leben daher vor allem im Bettzeug (Kopfkissen, Matratzen, Federfüllungen usw.), denn hier verlieren wir die meisten Hautschuppen, indem wir unsere Haut am Bettzeug und Laken reiben.

Unser Hautabfall genügt den Hausstaub-Milben jedoch noch nicht. Zusätzlich fressen sie winzige Schimmelpilze, die auf unserer Matratze wachsen. Schimmelpilze und Hautschuppen werden im Darm der Milbe zu einem starken Allergen verarbeitet, das die Milbe mit ihrem Kot ausscheidet. Milben und ihr Kot finden sich vor allem im Bett, weniger auf dem Boden. Ein Gramm Staub aus einer Matratze kann zwischen 2000 und 15000 Milben enthalten!

Wenn wir auf einer Matratze schlafen, erwärmen wir sie auf Temperaturen zwischen 20° und 30° C. Zudem gibt unser Körper Feuchtigkeit ab. Beides sind ideale Lebensbedingungen für Hausstaub-Milben und ihre Schimmelpilz-Nahrung.

Machen Sie sich zur Regel: Bevor Sie Ihr Bett machen, lassen Sie es gut durchlüften. Selbst wenn Ihr Schlafzimmer idealerweise kühl und trocken ist (in überheizten Räumen trocknen die Schleimhäute aus und begünstigen so Rhinitis und Asthma), sollten Sie Ihr Bettzeug mindestens zweimal die Woche gründlich lüften und dabei ausschütteln sowie Ihre Matratze mindestens einmal pro Woche mit dem Staubsauger reinigen.

Wenn es Ihnen möglich ist, wechseln Sie Ihr Bettlaken täglich. Bettbezüge und -decken sowie Schlafzimmervorhänge sollten regelmäßig gewaschen werden.

Auch die anderen Räume des Hauses oder der Wohnung sollten – allerdings nicht so häufig – regelmäßig auf gleiche Weise gereinigt werden, besonders Fußbodenbeläge, Polstermöbel, Sofakissen, Vorhänge und Stofftapeten.

Allergien gegen Hausstaub, genauer gegen Hausstaub-Milben-Kot, machen sich vornehmlich als Asthma oder Rhinitis bemerkbar, seltener als Konjunktivitis (Bindehautentzündung).

Die Beschwerden setzen meist nach dem Aufwachen ein, treten aber auch nachts auf. Die Symptome halten das ganze Jahr über an, verstärken sich aber gewöhnlich im Herbst und im Winter, wenn die Luftfeuchtigkeit höher ist.

Maßnahmen bei Hausstaub-Allergie

Wichtigste Maßnahme bei Hausstaub-Allergie ist, den Kontakt mit dem Allergen zu vermeiden (=Karenz), das heißt, die Zahl der Hausstaub-Milben so weit wie möglich zu verringern.

Zuerst sollten Sie Ihr Schlafzimmer und dann die restliche Wohnung "staubarm" machen.

- Ersetzen Sie Bettzeug (Matratzen, Kopfkissen, Daunendecken, Keilkissen, Laken), Sofakissen und Vorhänge, die Wolle, Baumwolle, Kapok, Pferdehaar, Federn oder Daunen enthalten, nach Möglichkeit durch synthetische Materialien (Schaumstoff, Polyester, Dakron usw.).
- Auf alle Fälle sollten Sie sich von Daunen, Molton und Flanell trennen,
- Ebenso von Teppichen, Tierfellen und u.U. auch Fußbodenbelägen, die Sie durch Parkett- oder Kunststoffußböden ersetzen sollten. Die Räume werden dadurch vielleicht nicht schöner, sind aber leichter sauber zu halten.
- Verringern Sie die Zahl der „Staubfänger", zum Beispiel Zierrat wie Statuen, Simse, Kunstblumen, schwere Draperien, Vorhänge und Stofftapeten.

- Das Bettzeug, vor allem die Matratze, sollte regelmäßig mit dem Staubsauger gereinigt werden, sinnvollerweise bei Abwesenheit des Allergikers! Mittlerweile werden leistungsfähige, besonders für diesen Zweck geeignete Staubsauger mit Pollenfilter angeboten.
- Wählen Sie die Pflanzen im Haus sorgfältig aus!
- Teddybären und Stofftiere aus Naturfasern sind für allergische Kinder schlecht geeignet. Kunstfaser-Stofftiere kann man von Zeit zu Zeit bei 60° waschen.

Schimmelpilze

Schimmelpilze sind fadenförmige Pilze. Sie setzen zu ihrer Vermehrung Sporen frei. Die Farbe der Schimmelpilze ist sehr unterschiedlich: Penicillium und Aspergillus sind grün oder schwarz, der Hausschwamm, Merulius lacrymans, ist rötlich gefärbt.

Allergien der Atemwege – Rhinitis und Asthma – können von den Sporen dieser Schimmelpilze ausgelöst werden, die überall anzutreffen sind:

Auf verrottenden Pflanzenresten, in der Luft, in geschlossenen Räumen.

Ähnlich wie bei den Blütenpollen hängt die Konzentration von Schimmelpilzsporen in der Luft von den Wetterbedingungen ab. Besonders hoch ist sie im Spätsommer und Frühherbst, immer dann, wenn es heiß und feucht ist.

Die Symptome einer solchen Allergie sind denen eines Heuschnupfens sehr ähnlich. Die Beschwerden treten als ganzjähriger oder jahreszeitlich bedingter Schnupfen auf. Auch im Magen-Darm-Trakt kann durch den Genuß verdorbener Lebensmittel eine Schimmelpilz-Allergie hervorgerufen werden. Folgende Merkmale sind auffallend: Schnupfen, Niesreiz, Atemnot, Husten, Übelkeit und manchmal Erbrechen, Bauchschmerzen im Darmbereich und Durchfall.

Im fortgeschrittenen Stadium kann die Allergie sehr leicht zu einem Bronchialasthma führen.

Wie Sie Schimmel aus der Wohnung fernhalten:

- Lüften Sie so oft wie möglich die Räume, die vom Schimmel bevorzugt heimgesucht werden, also Bad, Küche, Waschküche, Keller und Dachboden.
- Beseitigen Sie die Ursachen für Feuchtigkeit: Sickerwasser, aufsteigende Dämpfe.
- Klimaanlagen sollten regelmäßig gereinigt und desinfiziert werden.
- Lassen Sie keine verschimmelten Nahrungsmittel herumliegen: Auf einer schimmeligen Orange können bis zu 15 Milliarden Sporen wachsen.
- Machen Sie einen Bogen um Blumentöpfe, deren Erde von einem weißlichen oder orangefarbenen Rasen bedeckt ist. Der Rasen besteht aus Schimmel.
- Hinter Tapeten wächst Schimmel besonders gerne.

Denken Sie daran: In selten benutzten Zweit- oder Ferienwohnungen sowie Campingwohnwagen gedeiht Schimmel besonders gut.

Seit Jahren wird auch darauf hingewiesen, daß die Biotonne als Streuquelle für Schimmelpilzsporen ein Gesundheitsrisiko für immungeschwächte Patienten birgt. In der Tat begünstigt die Wärme, die bei der Verrottung von organischem Material entsteht, das Wachstum von Pilzen, besonders von Aspergillus fumigatus. Aus diesem Grund empfiehlt sich zumindest für die Sommermonate eine wöchentliche Leerung der Bio- und Restmülltonne, in der sich in der Regel auch organisches Material wie Essensreste und Tierfäkalien befindet. Auch Vogelkot, der große Mengen an Sporen enthalten kann, ist eine Quelle für Pilze.

Für gesunde Menschen sind die Schimmelpilze ungefährlich, doch Patienten, deren Immunsystem (z. B. AIDS, nach Transplantationen) durch Medikamente geschwächt ist, können schwere Mykosen vor allem der Atemwege erleiden. Bei Allergikern kann die Exposition zu Asthma-Anfällen führen. Für diese Patienten empfiehlt es sich, die Müllbehälter in der Wohnung (nicht nur Müllbehälter) täglich zu leeren und zu reinigen.

Im Freien gehen Sie den Schimmelpilzsporen am besten aus dem Wege, indem Sie:

- nach einem Regenschauer oder bei nebligen Wetter nicht in den Wald gehen,
- die Nähe von verrottendem Laub meiden.

2.11 Nahrungsmittelallergien

Nahrungsmittelallergien haben keine direkten immunologischen Ursachen, zeigen aber oft die gleichen Symptome wie „echte" Allergien. Diese Pseudo-Allergien können zum Beispiel durch Arzneimittel, aber auch durch Lebensmittel, meist durch darin enthaltene Zusatzstoffe, ausgelöst werden.

Konservierungs- und Farbstoffe können die Verursacher sein oder, nicht zu selten, das in Fischkonserven (besonders von Thunfisch und Makrele) enthaltene Histamin.

Da dieser Stoff auch bei der „echten" Allergie eine Rolle spielt, gleichen die Symptome bei einer Histamin-Vergiftung denen einer allergischen Reaktion, was allerdings nicht bedeutet, daß man gleichzeitig allergisch gegen Thunfisch und Makrele sein muß.

Es gibt etwa 3000 Lebensmittel-Zusatzstoffe, unter denen die folgenden (mit ihren EWG-Nummern gekennzeichnet) am häufigsten Überempfindlichkeitsreaktionen auslösen.

Übersicht 3. Allergologisch relevante Nahrungsmittelzusatzstoffe

Konservierungsmittel:
- Sulfitverbindungen: E 220-227
- Nitrite: E 249-252
- Benzoesäure und ihre Verbindungen: E 210-219
- Sorbinsäure: E 200

Antioxidantien:
- Butylhydroxyanisol (BHA): E 320
- Butylhydroxytoluol (BHT): E 321

Farbstoffe:
- Tartrazin: E 102
- Gelborange S: E 110
- Azorubin: E 122
- Amaranth: E 123
- Cochenillerot A: E 124
- Erythrosin: E 127
- Brillantschwarz BN: E 151

Aromen:
- Glutamate: B 550-553

Mit zunehmendem Alter können allergische Kinder Nahrungsmittel vertragen, gegen die sie bisher allergisch waren – meist im Alter von 2-4 Jahren. Dies hängt nicht nur von der Art des Nahrungsmittels ab, sondern auch von der richtigen Allergie-Behandlung. Allergien gegen Fisch oder Erdnüsse bestehen länger als die gegen Milch oder Eier. Je konsequenter man das auslösende Allergen meidet, desto höher ist die Chance, daß sich die Allergie verliert.

Der Begriff Nahrungsmittelallergie im engeren Sinne, man könnte hier auch von „echten" Nahrungsmittelallergien sprechen, bezeichnet ausschließlich immunologisch vermittelte Unverträglichkeitsreaktionen.

Die Symptome manifestieren sich am Verdauungstrakt (Bauchschmerzen, Erbrechen, Durchfall), an den Atemwegen (Rhinitis, Asthma), am Auge (Konjunktivitis) oder an der Haut (Juckreiz, Nesselsucht, Schwellung), und sie können sofort oder verzögert auftreten.

Kuhmilch-Allergie

Hier zeigt sich die Unverträglichkeit schon während der ersten 6 Lebensmonate.

Kuhmilch enthält bestimmte Eiweißstoffe, die als starke Allergene wirken können und sehr hitzebeständig sind, so daß auch abgekochte Milch Allergien verursachen kann.

Betroffene Kinder bleiben meist nicht lebenslang gegen Kuhmilch allergisch. Bei den meisten verliert sich die Allergie nach dem 2.-4. Lebensjahr.

Bei Kuhmilch-Allergie kann als Ersatz Soja- oder Ziegenmilch gegeben werden, aber oft entwickelt sich auch dagegen eine Allergie. Als letzter Ausweg bleiben dann Eiweiß-Hydrolysate (aufgespaltene Proteine), die weniger allergen wirken.

Die Kuhmilch-Allergie tritt in der Regel bei der Entwöhnung auf, wenn das Kind Kuhmilch zu trinken bekommt, und äußert sich oft zuerst in der Form einer Neurodermitis.

Muttermilch

Manche Kinder zeigen während der Stillzeit Zeichen einer Allergie. Der Grund dafür ist oft, daß Mütter in dieser Phase selbst große Mengen Kuhmilch trinken. Über die Muttermilch nimmt der Säugling das Milcheiweiß auf und wird sensibilisiert. Schließlich reagiert er allergisch. Solche Fälle sind allerdings selten. Dann sollte die Mutter eine spezielle Diät einhalten. Als Fazit bleibt: Muttermilch ist für Babys immer noch das Beste!

Hühnerei-Allergie

Überempfindlichkeit gegen Hühnereier (und gegen Eiweiß von anderen Tieren) ist nicht selten.

Auch bestimmte Impfstoffe (z.B. gegen Masern und Mumps) werden auf Hühnerembryonen gezüchtet und können bei Hühnereiweiß-Allergikern akute allergische Reaktionen auslösen.

Da die Überempfindlichkeit gegen tierische Proteine gewöhnlich mit zunehmendem Alter zurückgeht, können Kinder nach einer gewissen Zeit das allergieauslösende Nahrungsmittel oft wieder essen. Eltern sollten hier aber keine Experimente machen, sondern erst Rücksprache mit dem Allergologen halten.

Allergien gegen Fische und Schalentiere

Allergieauslösende Substanzen finden sich auch im Fleisch von Fischen und Schalentieren (Krabben, Shrimps, Garnelen, Austern, Mies- und Kammuscheln). Manche Allergiker reagieren nur auf eine Tierart, z.B. Kabeljau, Forelle oder Austern („Monoallergie"); die meisten sind gegen mehrere Arten empfindlich ("Kreuzallergie").

Allergien gegen Obst und Gemüse

Hauptsächliche Verursacher sind Äpfel, Steinobst, Kirschen, Aprikosen, Pfirsiche usw. sowie Walnüsse, Haselnüsse und Mandeln.

Beim Gemüse sind es Spinat, Tomaten, Petersilie, Sellerie und Kerbel.

Schon das Schälen und Zerteilen von Kiwis kann bei überempfindlichen Menschen Allgemeinreaktionen auslösen.

Eine Überempfindlichkeit gegenüber Obst und Gemüse ist fast immer mit einer Pollen-Allergie verbunden.

So sind z.B. viele, die gegen Birkenpollen allergisch sind, auch gegen Äpfel allergisch. Viele Allergene in Obst und Gemüse sind nicht hitzebeständig und werden beim Kochen zerstört.

Tabelle 14. Manifestationsmöglichkeiten einer Nahrungsmittelallergie

Krankheiten und Beschwerden, die durch Nahrungsmittelallergien ausgelöst werden können:	Andere Möglichkeiten für die Beschwerden:
Chronischer Schnupfen	Infekte, Heuschnupfen, Kieferhöhlenentzündungen, Inhalationsallergene (Schimmelsporen, Hausstaubmilben, Tierhaare und andere)
Husten, Verschleimung	Rauchen, Luftverschmutzung, Infekte (Viren, Bakterien), Inhalationsallergene,
Atemnot, Asthma bronchiale	Infekte, Nasennebenhöhlenerkrankungen, Rauchen, Luftverschmutzung,
Ausschlag im Gesicht (Ekzeme)	Verschiedene nichtallergische Hauterkrankungen, Hormonstörungen, Kontaktallergie durch Kosmetika, Neurodermitis oder Schuppenflechte u.v.a.

Diät bei Nahrungsmittelallergie

Mit Hilfe der Anamnese und der unterschiedlichen Allergietests können Arzt und Patient zusammen überlegen, in welchem Umfang eine Diät erforderlich ist, wobei die Art und der Schweregrad der Erkrankung ausschlaggebend sein werden. Es wird nötig sein festzulegen, was gar nicht verzehrt werden darf, welche Nahrungsmittel nur in begrenztem Umfang gegessen werden dürfen, und welche trotz eventuell positiver Hauttests dennoch erlaubt sind. Ob im Einzelfall medikamentöse Unterstützung notwendig ist (z.B. Antihistaminika wie z.B. Lisino), entscheidet der Arzt. Kochbücher für Allergiekranke können niemals dazu geeignet sein, daß ein Betroffener ohne Betreuung durch einen Allergologen und gegebenenfalls durch einen Ernährungsberater eine wirksame Allergiediät beginnt. Den eigenen Kostplan täglich zusammenzustellen bedeutet meistens

Verzicht auf Fertigprodukte, begrenzte Verwendung von Kräutern und Gewürzen, der größte Anteil der Kost wird einem leichten Garen unterzogen, eine nährstoffschonende Zubereitungsmethode. Einfach gesagt, eine Rückkehr zu bewährten althergebrachten Ernährungsgewohnheiten ist bei Nahrungsmittelallergikern sinnvoll. Dies bedeutet keinesfalls, daß die tägliche Kost weniger vielfältig sein muß, denn in Kochbüchern aus Omas Zeiten finden sich häufig viele wertvolle Tips für eine Zubereitung einfacher und sehr geschmackvoller Speisen.

Folgende Nahrungsmittel lösen häufig allergische Reaktionen aus: Kiwi, Mango, Haselnuß, Papaya, Beifußblatt, Kamille, Sonnenblumenkerne, Melone (Honigmelone), Senf, Gerste, Mais, Roggenmehl, Weizenmehl, Malz (aus Gerste), Walnuß, Basilikum, Oregano, Lorbeer, Bohne, Erbse, Erdnuß, Linse, Sojabohne, Knoblauch, Zwiebel, Mohnsamen, Sesamsamen, Pfeffer(-körner), Apfel, Erdbeere, Kirsche, Mandel, Pfirsich, Chinin (in Tonic-Wässern), Orange, Chilischote, Paprikaschote, Tomate, Anis, Dill, Fenchel, Karotte (roh!), Koriander, Kümmel Petersilie, Sellerie, Rindfleisch, Schweinefleisch, Innereien von Rind oder Schwein, Rohwurst (Salami, rohe Mettwurst,...), Leberwurst, roher Schinken, Salzwasserfische (Hering, Kabeljau, Rotbarsch, Schellfisch), Bäckerhefe, Honig von Wiesengräsern, Kräutern und Blumen (bleibt da noch etwas übrig?).

Eher seltenere, aber dennoch wichtige Allergieauslöser können sein: Pistazie, Cashewnuß, Birkenpollen, Mangold, Rote Bete, Spinat, Artischocke, Blattsalat, Chicoree, Kopfsalat, Gurke, Zucchini, Blumenkohl, Broccoli, Chinakohl, Kohlrabi, Radieschen, Rosenkohl, Wirsing, Heidelbeere, Moosbeere, Preiselbeere, Hafer, Hirse, Melasse (in dunklem Rum), Reis, Rohrzucker, Minze, Pfefferminz, Rosmarin, Salbei, Thymian, Avocado, Zimt, Lauch, Spargel, Schnittlauch, Feigen, Banane, Kokosnuß, Rhabarber, Aprikose, Sauerampfer, Hagebutte, Pflaume, Quitte, Zwetschge, Waldmeister, Bergamotte (Bestandteil von Earl-Grey-Tee), Mandarine, Zitrone, Aubergine, Kolanuß (in Kolagetränken), Kakao, gut durchgegartes Rindfleisch (Braten), gut durchgegartes Schweinefleisch, Lammfleisch, Wildfleisch (Reh, Kaninchen), Putenfleisch, Kochwurst (Blutwurst, Preßsack), gekochter Schinken, Süßwasserfische (Forelle, Karpfen), frischer Thunfisch, Sauerteig, selbst hergestelltes Marzipan, Tannen und Waldhonig.

Viele Nahrungsmittelallergiker vertragen verschiedene alkoholische Getränke nicht, und zwar in erster Linie Wein (sowohl Rot- als auch Weißwein), Sekt und Bier, wobei es nicht am Alkohol selbst liegt. Bei Wein beruht die Unverträglichkeit in den meisten Fällen auf dem Schwefelgehalt, gelegentlich auf dem Schimmel oder Histamin bzw. biogenen Aminen. Die Ursache kann auch beim Hühnereiweiß (bei Hühnereier-Allergie) liegen, das zur Klärung des Weines verwendet wird. Bei Bier können der Hopfen, die Hefe oder das Malz die Ursachen für die Allergie sein. Für einige Patienten sind klare Schnäpse verträglich, doch jeder muß es selbst ausprobieren. Dabei muß berücksichtigt werden, daß Schnäpsen und vor allem Likören oft Extrakte und Aromen von Kräutern, Gewürzen, Nüssen oder Früchten zugesetzt sind.

Häufigste Symptome einer Unverträglichkeit sind chronischer Schnupfen, Nasennebenhöhlenentzündungen, Asthma, Bronchitis, Nesselfieber, Schwellungen, eher selten auch Magen-Darm-Beschwerden.

Häufig kommen Nahrungsmittelsensibilisierungen bei Pollen-Allergikern vor. Diese werden als sogenannte Kreuzreaktionen bezeichnet. Als bekannte Beispiele kommen infrage:

Übersicht 4. Kreuzreaktionen

Frühblüherpollen-Allergie (Birke, Erle, Hasel):
Apfel, Aprikose, Erdbeere, Kirsche, Pfirsich, Haselnuß, Walnuß, Erdnuß, Mandel, Kartoffel, Paprika, Tomate, Anis, Karotte, Koriander, Kümmel, Pastinak, Sellerie, Kamille, Pfeffer, Pfefferminze, Senf.

Beifußpollen-Allergie:
Anis, Karotte, Kümmel, Sellerie, Kamille, Paprika, Soja, Haselnuß, Curry, Ingwer, Knoblauch, Muskat, Pfeffer, Zimt.

Gräserpollen-Allergie (incl. Kulturgräser):
Getreidemehle, Erdnuß, Soja, Pfefferminze.

2.12 Arzneimittelallergien

Arzneimittel-Allergien sind erfreulicherweise selten. Häufigste Allergie-Auslöser sind Penicillin und seine Abkömmlinge. Sie können in seltenen Fällen zum anaphylaktischen Schock führen, der lebensbedrohlich sein kann und sofort behandelt werden muß. Besonders gefährlich ist es, wenn Tiere kurz vor der Schlachtung antibiotisch zur Infektionsprophlaxe antherapiert wurden und ein Allergiker solches Fleisch verzehrt!

Wenn Sie sich jemals nach der Einnahme eines Medikaments unwohl gefühlt haben, sagen Sie es Ihrem Arzt! Tragen Sie Notizen über Arzneimittel-Allergien stets in Ihrem Personalausweis bei sich!

2.13 Allergie gegen Tierhaare

Diese Form von Allergie ist sehr verbreitet und kann andere Allergien verschlimmern. Haustiere gehören zu den größten Allergen-Quellen.

Früher glaubte man, daß das Fell der Tiere das eigentliche Allergen sei; es ist aber in erster Linie das Transportmittel für folgende von Tieren stammende Allergene:

Speichel, Urin, Tierserum, Schuppen, Epithel (äußere Hautschicht) und Kot.

Der Körper nimmt diese Tierallergene gewöhnlich in Staubform durch Einatmen auf. Am häufigsten sind von der Katze stammende Allergene, am stärksten wirken Allergene vom Pferd oder kleinen Nagetieren.

Katzen lecken sich häufig das Fell und verteilen ihren Speichel darauf, der sich gleichzeitig in Form winziger Tropfen als wahrer Allergen-Regen in der Luft verbreitet.

Wer gegen einen Hund allergisch ist, ist nicht gegen alle Hunde allergisch. Es bestehen Rassen-Unterschiede.

Allergien gegenüber Vögeln sind oft indirekt. Nicht die Federn der Vögel verursachen Allergien, sondern die darin hausenden Milben.

Allergien gegen Tiere machen sich hauptsächlich als Asthma, Rhinitis, Konjunktivitis, seltener als Ekzem bemerkbar.

Die meisten Menschen entwickeln ihre Überempfindlichkeit durch das enge Zusammenleben mit eigenen Haustieren, jedoch kann auch ein nur gelegentlicher Kontakt mit Tieren die Erkrankung auslösen.

Die erste "Behandlungsmaßnahme" bei Tier-Allergien ist, das Tier aus der Umgebung zu entfernen, was oft wegen der gefühlsmäßigen Bindung sehr schwer fällt.

Hier muß jedoch abgewogen werden zwischen der Anhänglichkeit an das geliebte Haustier und der eigenen Gesundheit.

Neuere Studien haben gezeigt, daß sich durch einmal wöchentliches, lauwarmes „Waschen" der Katze die Allergenbelastung deutlich senken läßt.

Auch wenn das allergieauslösende Tier nicht mehr im Haus ist, kann es noch in einem Zeitraum von Monaten bis Jahren (besonders bei Katzen) danach zu Allergie-Anfällen kommen, weil sich noch Allergene auf Möbeln, Teppichen, Vorhängen usw. befinden. Hier hilft nur ein Großreinemachen!!!

2.14 Insektengiftallergie

Die meisten Menschen wissen nicht, wie häufig und gefährlich eine Insektenstichallergie ist. Immerhin reagieren bis zu 4% der Bevölkerung in Deutschland, das sind etwa 3,2 Millionen Menschen, speziell auf Stiche von Bienen und Wespen allergisch.

Bereits der erste Stich kann so empfindlich machen, daß schon der nächste Stich den gefürchteten allergischen Kreislaufschock auslösen kann, der im schlimmsten Fall tödlich ist. Nur wenige stechende Insekten können beim Menschen eine Allergie auslösen: In Deutschland sind es Bienen, Wespen, Hummeln und Hornissen. Aufgrund ihrer großen Zahl und Nähe zum Menschen sind Bienen und Wespen die wichtigsten Allergieauslöser. Dagegen stechen Hummeln und Hornissen relativ selten und sind kaum von Bedeutung. Dann, wenn die Anzahl umherfliegender Tiere am höchsten ist, werden Stiche natürlich besonders häufig beobachtet. So sind Bienen von Mai bis August und Wespen von Juli bis September – wenn das Obst reif ist – besonders gefährlich. Sehr stechfreudig sind sie bei schwülwarmem Wetter oder in der Nähe ihrer Nester.

Bienen sind stark behaart und haben einen bräunlichen Hinterleib. Beim Stich der Biene bleibt der Stachel mit seinen Widerhaken meist in der Haut stecken.

Hingegen haben Wespen einen glatten Stachel, der meist problemlos aus der Haut gezogen werden kann. Wespen erkennt man deutlich an ihrer schwarz-gelben Bänderung und ihrer ausgeprägten Taille (Wespentaille).

Der übliche Insektenstich

Ein normal empfindlicher Mensch wird von einer Biene oder Wespe gestochen: Rund um die Einstichstelle bildet sich eine sich rötliche Schwellung, die mehr oder weniger stark juckt und schmerzt. Als Therapie empfiehlt sich ein lokales Corticoid (z. B. Dermatop-Salbe). Nach einer Stunde ist die Schwellung schon zurückgegangen und am nächsten Tag verschwunden. Lediglich Stiche an Hals und Kopf oder viele Stiche (über 50) können auch für normal empfindliche Menschen bedrohlich sein.

Der Insektenstich beim Allergiker

Ganz anders reagiert ein allergischer Mensch. Bereits ein einziger Stich kann eine schwere allergische Reaktion auslösen, die, zahlreiche Organe gleichzeitig betreffend, im Extremfall tödlich enden kann. Warum?

Aus bislang noch unbekannten Gründen – wahrscheinlich spielt auch erbliche Veranlagung eine Rolle – sieht das Abwehrsystem (Immunsystem) des Allergikers das eigentlich harmlose Insektengift als gefährlich an. Die Abwehrreaktionen schießen über ihr Ziel hinaus: Ein bestimmter Antikörper, der normalerweise als nützlicher Abwehrstoff dem Immunsystem dient, wird im Übermaß gebildet. Auch die Anzahl sogenannter Mastzellen, an die sich die Antikörper anheften, erhöht sich drastisch. Allergische Reaktionen bleiben zu diesem Zeitpunkt zwar noch aus – aber der Körper ist jetzt sensibilisiert. Reaktionsbereit warten die Antikörper auf den nächsten Kontakt. Folgt jetzt ein zweiter Stich, koppelt sich das Insektengift an solche Antikörper an und löst komplizierte biochemische Prozesse aus. Sie wirken wie eine Zündung: Die Mastzellen schütten verschiedene biologisch wirksame Substanzen aus. Die wichtigste davon ist das Histamin, das im Körper verteilt sehr schnell die drastischen allergischen Reaktionen (Schwellungen, Atemwegsverlegung, Erstickungstod) hervorruft.

Um lebensbedrohliche Situationen zu vermeiden, ist es wichtig, erste Warnsignale zu erkennen und ernst zu nehmen:

- Allergische Beschwerden können sehr schnell auftreten (innerhalb von Sekunden bzw. Minuten nach dem Stich).
- Die Schwellung um die Einstichstelle wird unnatürlich groß (mehr als 5–10 cm) und hält länger als 24 Stunden an.
- Wenn Symptome auch an anderen Körperstellen auftreten, hat die Allergie bereits ein fortgeschrittenes Stadium erreicht: Starker Juckreiz und Rötung am ganzen Körper (Nesselsucht), Schwellungen im Gesicht und am Hals, Schnupfen, tränende Augen sowie Schwindelgefühle und Herzrasen, Übelkeit (bis zum Erbrechen), Schluck- und Sprachbeschwerden oder Atemnot sind charakteristisch für eine fortgeschrittene Insektengiftallergie.
- Kommt es gar zum gefürchteten „anaphylaktischen Schock" mit rapide abfallendem Blutdruck, Ohnmacht und Kollaps, kann dies ohne sofortige ärztliche Hilfe tödlich enden. Meist gehen diesem Extremfall folgende Symptome voraus: Brennen und Jucken an Handflächen, Fußsohlen, im Rachenraum und an der Zunge, begleitet von heftigen Atembeschwerden, Hitzewallungen und Schwäche- sowie starke Angstgefühle.

Fazit: Treten nach einem Bienen-, Wespen-, Hummel- oder Hornissenstich Beschwerden auf, die über eine kurzfristige Schwellung und Rötung hinausgehen, sollten Sie auf alle Fälle einen spezialisierten Arzt (Hautarzt, Allergologe) aufsuchen. Der Allergologe kann eine Insektenstichallergie schnell erkennen und die für Sie richtige Behandlung auswählen.

Die allergische Reaktion des Immunsystems auf Insektengift ist sehr spezifisch. So gibt es Menschen, die auf den Stich einer Biene allergisch reagieren, aber nicht auf den einer Wespe. Anderen geht es genau umgekehrt. Aber auch eine Allergie gegen beide Gifte ist möglich. Alle Informationen zum Sticherеignis sind von hohem Wert und lassen den Allergologen häufig schon erkennen, ob es sich um eine Insektenstichallergie handelt oder nicht. Eine ergänzende, schnelle und präzise Testung bestätigt den Verdacht und liefert die Erkenntnis, welches Insekt die Allergie verursacht.

Durch einen Hauttest wird festgestellt, welches Insekt die allergische Reaktion auslöst. Dabei bringt der Allergologe in die Haut eine geringe Menge des Insektengiftes ein. Liegt eine Sensibilisierung vor, erscheint an der Teststelle eine sich rötende Quaddel. Die Stärke dieser Hautreaktion zeigt dem Arzt, wie empfindlich der Patient ist.

Hyposensibilisierung bei Insektengiftallergie

Allen allergischen Patienten, die nach einem Insektenstich mehr als eine örtliche Schwellung verspürt haben, ist die spezifische Hyposensibilisierung zu empfehlen (z.B. mit Venomil). Die Hyposensibilisierung hat das Ziel, den Körper an das Insektengift zu gewöhnen. Sie ist die einzige Möglichkeit einer echten Heilung gegen die Ursache der Allergie und baut einen sicheren und langfristig wirkenden Schutz vor den lebensbedrohlichen allergischen Reaktionen auf.

Dies erreicht der Arzt durch die Behandlung mit dem verdünnten natürlichen Insektengift, ähnlich wie bei einer Impfung. Während der Aufbauphase - der Anfangsbehandlung - wird die Dosis wöchentlich gesteigert, bis die optimale Dosis erreicht ist. Das Abwehrsystem reagiert nicht mehr übersensibel, sondern toleriert das Insektengift. Allerdings braucht das Immunsystem eine gewisse Zeit, um diesen Schutz langfristig zu sichern. Deshalb führt der Arzt die Therapie in der zweiten Phase über 3 Jahre fort, wobei der Patient nur noch einmal pro Monat eine optimale Erhaltungsdosis erhält. Auch wenn nach einem Stich keine allergischen Reaktionen mehr auftreten, darf die Therapie nicht vorzeitig beendet werden. Lassen Sie Ihrem Körper die Zeit, den Schutz dauerhaft zu lernen. Bei 90 Prozent aller immuntherapierten Allergiepatienten reagiert das Abwehrsystem wieder normal auf einen Bienen- oder Wespenstich. Bei den übrigen ist die Reaktion meist deutlich vermindert.

Wenn Bienen und Wespen fliegen, sind Stiche nicht zu vermeiden. Dann ist besonders schneller Schutz erforderlich. Das erreicht der Arzt durch die Schnell-Hyposensibilisierung, bei der die Aufbauphase stationär 6–9 Tage in der Klinik durchgeführt wird.

Die vertrauensvolle Zusammenarbeit Patient/Arzt ist die Grundlage jeder erfolgreichen Therapie. Deshalb ist es wichtig, daß alle verabredeten Termine verbindlich eingehalten werden, denn die Intervalle zwischen den Injektionen sollten stets gleich lang sein. Ein Urlaub bis zu vier Wochen läßt sich dafür rechtzeitig einplanen. Am Behandlungstag sollten körperliche Anstrengungen wie Sport, Sauna, heißes Duschen oder Baden vermieden werden, da eine erhöhte Pulsfrequenz die Wirkung der Injektion verstärkt. Auch sollte der Arzt über körperliche Beschwerden, Krankheiten oder Medikamenteneinnahme immer informiert sein. Nach einer Injektion kann es örtlich zu Juckreiz und einer Schwellung kommen. Das ist ganz normal und kein Grund zur Beunruhigung. Es zeigt dem Patienten, daß sein Körper daran „arbeitet", die Allergene zu tolerieren. Deshalb muß der Patient nach der Injektion auch noch eine halbe Stunde zur Beobachtung in der Praxis bleiben, denn die dabei auftretenden Symptome sind für den Arzt wichtig, da er die Dosierung der nächsten Injektion und die Intervalle darauf abstimmt. Generell ist der Arzt über alle während der ersten 24 Stunden nach der Injektion auftretenden Reaktionen zu unterrichten. Kommt es während der Therapie zu einem Insektenstich, sollte der Arzt ebenfalls umgehend benachrichtigt werden. Die Qualität der von Ihrem Arzt gestarteten Therapie erkennen Sie im übrigen daran, ob Ihnen nach einem entsprechenden Stichereignis mit systemischer Symptomatik sogleich eine Notfallapotheke verordnet wurde. Denn der nächste Stich kann unvermutet kommen, und die Symptome steigern sich womöglich (Schock!). Ein guter Allergologe erläutern seinen Patienten den Gebrauch der Notfallapotheke und prüft gelegentlich nach, ob Sie diese auch stets mitführen.

Bienen stechen hauptsächlich, wenn sie sich oder ihr Volk bedroht fühlen - also zu ihrer Verteidigung. Dagegen sind Wespen von Natur aus aggressiv. In jedem Fall sollten Sie zum Schutz vor Stichen beachten:

- Keine hektischen Bewegungen, wenn Bienen oder Wespen in der Nähe sind. Besondere Vorsicht beim Spielen und Turnen im Freien.
- Distanz zu Blüten, überreifen Früchten (Pflaumen, Zwetschgen) und Fallobst – hier halten sich Bienen und Wespen bevorzugt auf.
- Vorsicht bei der Gartenarbeit, beim Obst- und Blumenpflücken – tragen Sie geeignete Kleidung.
- Den Körper so weit wie möglich bedeckt halten: Kopfschutz, langärmelige Kleider, lange Hosen, geschlossene Schuhe, Handschuhe.
- Keine geblümte, bunte Kleidung und keine weiten Kleider, in denen sich Insekten verfangen können, tragen.
- Nie barfuß durchs Gras gehen – hier sammeln Bienen oft Honig.
- Vorsicht beim Sonnenbad: Sonnenöl, Parfüms, Sprays und Cremes ziehen Insekten an.
- Auch starkes Schwitzen durch Arbeit oder Sport lockt Insekten an.
- Möglichst auf Picknicks verzichten – Insekten mögen süße Speisen und Getränke (Speisen abdecken).
- Wespen lieben Abfallkörbe, deshalb Mülltonnen stets verschlossen halten. Vorsicht bei Abfallkörben und Containern.

- Zuhause Fenster tagsüber geschlossen halten (Insektengitter).
- Bienen- und Wespennester (hohle Baumstämme, -stümpfe) meiden. Wespennester (Dachböden, Rolladenkästen) entfernen lassen (Feuerwehr).

2.15 Allergietherapie beginnt in den eigenen vier Wänden

Grundvoraussetzung einer erfolgreichen Allergie-Therapie ist das Meiden der Allergene – eine Binsenweisheit. Doch viele Patienten sind der Meinung, daß sie krankmachenden Stoffen nicht oder kaum entgehen können – je nach Mentalität finden sie sich mehr oder weniger fatalistisch damit ab. Wie sollten sie auch selbst die Luftverschmutzung durch Industrie und Autos, die Gewässerverunreinigungen oder etwa die Kontamination von Nahrungsmitteln beeinflussen können? Was von Allergikern oder Atopikern aber oft übersehen wird, was ihnen oft überhaupt nicht bewußt ist, ist die Tatsache, daß sie mindestens ebenso stark durch bestimmte Stoffe in ihren eigenen vier Wänden belastet werden. Diese Indoor-Pollution (Belastung) können sie im Gegensatz zur Outdoor-Pollution sehr wohl vermeiden.

Man kann es nicht oft genug wiederholen: An erster Stelle der vermeidbaren Innenraum-Verschmutzungen steht noch immer das Rauchen, vor allem das Passivrauchen. Die Rauch-Belastung des Immunsystems führt vor allem bei Kindern zu einer erhöhten Infektionsanfälligkeit und bei entsprechender Prädisposition zu einer Verschlimmerung von Krankheiten des allergisch-atopischen Formenkreises. Diese aus der Praxis stammende Erfahrung ist inzwischen durch viele Studien belegt. Wichtig zu wissen ist, daß Schadstoffe aus Tabakrauch sich viel länger in der Wohnung halten als oft angenommen wird. Es genügt also nicht, im Beisein von Kindern nicht oder weniger zu rauchen: In Wohnungen, in denen Kinder leben, darf überhaupt nicht geraucht werden!

Überaus wichtig ist es auch, die Wohnung regelmäßig und intensiv zu lüften. Die nach den Energiekrisen in den 70er Jahren veränderte Bautechnik mit gut isolierenden, dicht schließenden Türen und Fenstern verhindert eine passive Belüftung. Als Folge entsteht ein ungünstiges Wohnraumklima, man könnte fast schon vom Hausmief reden, und die Luftfeuchtigkeit steigt. In Verbindung mit gleichmäßig hohen Temperaturen durch Zentralheizungen kommt es so zu Bedingungen, in denen eines der wichtigsten Ganzjahres-Allergene hervorragend gedeiht, die Hausstaubmilbe (und natürlich auch alle Arten von Pilzen). Um deren Anzahl zu verringern, ist außer dem Lüften eine regelmäßige und vor allem richtige Reinigung nötig. Staubsauger ohne wirkungsvolle Filter zum Beispiel wirbeln Staub und Milbenallergene nur auf und verteilen sie gleichmäßig. Daher ist es sinnvoll, wie früher Teppiche im Freien und auf Schnee zu klopfen. Wird neu gebaut oder eine Wohnung renoviert, sollte außerdem aus allergologischer Sicht Dielen oder Parkett der Vorzug vor Teppichboden gegeben werden, der nicht so einfach durch feuchte Reinigung von Hausstaubmilben befreit werden kann. Die Diskussion hierzu ist in vollem Gange.

Ein weiterer Vorteil: Zum Wischen solcher Böden bedarf es keiner Reinigungs-, Glanz-, Duft- oder Desinfektions-Chemikalien - Wasser und Neutralseife reichen aus, wenn nicht gerade ein Familienmitglied an einer hochansteckenden Infektionskrankheit leidet. So kann eine unnötige Belastung des häuslichen Mikrokosmos mit Chemikalien verhindert werden. Auch andere Haushalts-Chemikalien mit substanzbedingten Emissionen sind oft verzichtbar, wie etwa Entfärber oder Rohrreiniger.

Ratsam ist es, Kissen und Decken mit waschbaren Füllungen zu wählen und diese auch tatsächlich in kürzeren Abständen zu waschen. Das gleiche gilt für Plüschtiere von Kindern.

Dazu ein Tip: Wenn ein Kind unbedingt ein nicht waschbares Kuscheltier haben möchte, sollte es gleich doppelt angeschafft werden. Dann kann jeweils eines für eine Woche in die Kühltruhe, um dort die Milben abzutöten, ohne daß das Kind auf sein Schmusetier verzichten muß.

Auch Haustiere sind bekanntlich unter allergologischen Gesichtspunkten ein Risiko, denn Haare und Epithelien oder eingetrocknete Speichelreste und getrockneter Urin sind potente Allergene. Hauptallergenquelle sind Katzen und Nagetiere, danach Vögel und Hunde. Dabei gibt es auch rassenspezifische Unterschiede. Zum Beispiel werden durch kurzhaarige, stärker haarende Hunde öfter Allergien verursacht als durch solche mit längeren Haaren, die getrimmt werden. Auf keinen Fall sollten Vögel oder Nagetiere im Schlafraum gehalten werden. Nur der Vollständigkeit halber sei daran erinnert, daß auch Tierfutter, besonders Fischfutter, allergen wirkende Bestandteile enthalten kann. Das kann aber nicht nur Tierfutter: Gerade in Getreideprodukten zur Vollwerternährung sind manchmal Parasiten, die heftige, zunächst oft unerklärliche Allergien auslösen können.

Schließlich werden erhöhte Schwefeldioxid- und Stickoxid-Werte nicht nur in Wohnungen in industriell belasteten Gegenden oder an stark befahrenen Straßen gemessen, sondern auch in Wohnungen, die noch mit Kohleöfen beheizt werden, die modernen Anforderungen nicht genügen oder schlecht gewartet sind, sowie in Räumen, in denen mit Gas gekocht wird.

Es lohnt sich also immer, wenn ein umweltmedizinisch-allergologisch spezialisierter Arzt, zusätzlich zur genauen Wohnraum-Anamnese, die Wohnung eines Allergie-Patienten besucht, um sich vor Ort ein Bild zu machen und dann kompetenten Rat zur Prävention zu geben. Alternativ empfehle ich meinen Patienten z. B. die Schlafräume zu fotografieren. Anschließend werden problematische Einrichtungsgegenstände bzw. Spielzeuge in der Praxis identifiziert und in einer gemeinsamen Aktion mit dem Patienten Abhilfe geschaffen.

2.16 Außenluftallergene

Werfen wir einen Blick in die Schweiz, wo ein vorbildliches Pollenflugfrühwarnsystem betrieben wird: Das nationale Pollenmeßnetz (NAPOL) in der Schweiz wird seit dem 1. Januar 1993 durch die Sektion Agrar- und Biometereologie der Schweizerischen Metereologischen Anstalt (SMA) in Zürich betrieben.

Die Arbeiten des NAPOL-Teams werden von der NAPOL-Kommission begleitet und überwacht. Die Kommission hat 1995 zweimal getagt.

Das Netz umfaßte 1995 insgesamt 14 Meßstationen, die die wichtigsten Klima- und Vegetationsräume berücksichtigten. Die Anwendung der Fangstreifen der Meßstationen wurden an den beiden Analysenstellen in Neuchâtel und Zürich durchgeführt. Die Zusammenstellung der Daten zu den verschiedenen Bulletins, sowie die Organisation für das gesamte Meßnetz, übernahm die Koordinationsstelle der SMA in Zürich. Das Meßnetz wurde 1995 vom 3. Januar bis am 30. September betrieben. Die Station Genf wurde als Warnstation das ganze Jahr in Betrieb gehalten. Die Bulletinausgabe erfolgte in den Monaten März bis August.

Mit den verschiedenen Bulletins wurden u.a. Radio, Printmedien, Videotext, Ärzte und Privatkunden wöchentlich über die aktuelle Pollensituation informiert. Außerdem wurden die Daten wöchentlich an den EAN-Server (European Aeroallergen Network) in Wien weitergegeben.

Zitat aus dem Jahresbulletin für 1995: „Aufgrund der Meßresultate kann über die Meßperiode 1995 folgendes gesagt werden: Die Hasel- und Erlenpollenfreisetzung war nicht ganz so früh wie 1994, immerhin wurde der Höhepunkt im Monat Februar, also eigentlich im Winter, beobachtet. Auch die Birkenpollensaison war etwas später als letztes Jahr. Die Werte waren deutlich geringer als in den vergangenen Jahren. Bemerkenswert war aber die Intensität der Hagenbuchenpollen, die zur gleichen Zeit wie die Birkenpollen registriert wurden und wahrscheinlich für die erhöhte Asthmaprävalenz verantwortlich war. Noch nie wurden in der Schweiz so viele Hagenbuchenpollen beobachtet wie in diesem Jahr (1995).

Die Gräserpollensaison verlief normal, mit einer maximalen Belastung in den Monaten Mai und Juni. Im Juli wurden aufgrund der sehr heißen und trockenen Witterung nur noch geringe Werte registriert.

Bei den Kräuterpollen im Spätsommer spielt in der Schweiz der Beifuß eine wichtige Rolle, wobei vorwiegend das Rhonetal und das Tessin davon betroffen sind. Die Werte dieser Ruderalpflanzenpollen waren dieses Jahr etwas geringer als letztes Jahr.

Phänologisch gesehen kann das Jahr 1995 eher zu den 'normalen' Jahren gezählt werden."

Neben dem Routinebetrieb des Pollenmeßnetzes wird an Forschungsprojekten gearbeitet: Studium der tageszeitlichen Verteilung von einzelnen Pollen, Pollenweitflug über die Alpen und Auswertung von Pollen- und Meteodaten für eine Pollenprognose. Die Anpassung des Meßnetzes an marktwirtschaftliche Bedürfnisse wird eine wichtige Aufgabe für die Zukunft sein. Vor allem mit Verkehrsvereinen von Kurorten und Sommertouristengebieten wird daher zusammengearbeitet.

In Bad Lippspringe befindet sich eine Melde-und Koordinationsstelle in der dortigen Asthmaklinik (ADIZ). Die Telekom unterhält einen regionenspezifischen Pollenfrühwarndienst. Weitere Tips gibt es in der Tageszeitung sowie in T-Online und natürlich unter www.haut.de und www.allergie.de im Internet, dem Informationsdienst für den Hautpatienten getragen von den Deutschen Dermatologen.

(Telefonnummern Pollenfrühwarndienst siehe Anhang)

2.17 Das allergische Kontaktekzem

Nur wenig mit der atopischen Prädisposition zu tun hat das Auftreten eines Kontaktekzems, wie es gerade für Friseure oder auch Ärzte und Pfleger typisch ist. Durch Hautkontakt in Feuchtarbeitsplätzen wird aus Scheren sowie durch Haarchemie – z.B. beim Friseur – Nickel oder auch Cadmium freigesetzt und somit einer Nickelsensibilisierung Tür und Tor geöffnet. Diese geschädigte Haut - häufig ohne Pflege mit rückfettenden und schützenden Salben – ist zugänglich für weitere Allergene, die gerade im Friseurbereich durch die angewandten hautaggressiven Stoffe (Dauerwellen) häufig sind.

In der folgenden Aufzählung sind die Wirkstoffe, in denen Kaliumdichromat enthalten ist (als Beispiel einer für Kontaktekzeme relevanten Substanz) dargestellt:

- Appreturmittel, Ätzmittel für Metallplatten, Auftaumittel
- Beizen, Bleichmittel für technische Fette und Öle, Bleimennige, Bohnerwachs und Schuhputzmittel
- Chromfarben, Chromgelatine, Chromsalzlösungen für die Gasvanisation, Chromschwefelsäure
- Emaillefarben
- Farbfilmentwickler, farbige Kerzen, Farbstoffe für Kugelschreiberminen, Faserimprägnationsmittel zur Färbung, feuerfeste Formen und Steine, Feuerschutzsalbe und entsprechend imprägnierte Hölzer, Fixations- und Konservierungsmittel in Laboratorien
- Gerbmittel für Leder und Lederersatz, Getreideschutzpräparate, Gießsand, Glasfarben
- Härter für Fußbodenbeläge, Hilfsstoffe der chemischen Industrie (Oxydationsprozesse) und der Gummiindustrie, Hilfsstoffe der Textilindustrie, Holzasche, Holzbeizen
- Keramikfarben, künstliche Blumen, Kunststoffe

- Leim
- Mattierungsmittel für Buntmetallbleche
- Papiere für Lichtdruckverfahren, Papierprodukte, Pflanzenvernichtungsmittel, photographischer Abschwächer
- Trockenbatterien, Tätowierungsfarbstoffe, Tinten
- Waschmittel, wasserfestes Papier und Textilien, Wellpappe
- Zemente, Zementschnellhärter, Zündholzköpfchen, Zündmischungen, Zusatzstoffe für Feuerwerkskörper

Bei Medizinpersonal liegt häufig eine Allergisierung gegen Konservierungs- und Duftstoffe sowie auch, wenn nur in einem geringeren Grad, gegen Inhaltsstoffe von Gummihandschuhen vor.

Diese berufsbedingte Kontaktekzematisierung (sogenannte Typ IV-Allergie) ist häufig Ursache für berufsgenossenschaftliche Feststellungsverfahren. Auch hier läßt sich diskutieren, inwieweit eine allergische Prädisposition (Atopie) bei diesen Patienten zu einer Sensibilisierung führen kann. Sicher ist auf jeden Fall, daß Ohrlochstehen in der frühen Jugend mit anschließendem Tragen von nickelhaltigem Schmuck (Modeschmuckallergie) einen geradezu verheerenden Einfluß auf die spätere berufliche Tätigkeit haben kann.

Bei jeder Lokalisation ist an örtliche Therapeutika und selbstverordnete Präparate zu denken.

Die häufigsten Allergengruppen für alle Lokalisationen sind Duftstoffe, Salbengrundlagen und Konservierungsstoffe, für die Hände auch Berufsstoffe.

In sogenannten Epikutantesten werden potentielle Allergene an der Haut abgefragt. Dabei werden Testpflaster auf dem Rücken befestigt und die Reaktion der Haut mehrfach nach standardisierter Stundenzahl beobachtet. Bei positiver Reaktion erhält der Patient einen Allergiepaß.

Tabelle 15. Körperregionen und häufige Kontaktallergene

Lokalisation der Hautreaktion	Kontaktallergene
Achselhöhlen	Kosmetika, Toilettenartikel, Kleidung
Arme	Schmuck, Kosmetika, Kleidung
Augenlider	Kosmetika, Ophthalmika, Kontaktlinsenpflegemittel, aerogen übertragene Pflanzenteile, Nagellack
Behaarter Kopf	Haarpflegemittel u. -kosmetika, Haarspangen
Beine	Toilettenartikel, Kosmetika, Strümpfe (Farbstoffe, Gummi), andere Kleidung
Füße	Schuhmaterialien (Chromat, Gummi, Klebstoffe), Antiperspirantien, Antimykotika, Strumpffarben
Genitale	Toilettenartikel, Kondome (Gummihilfsstoffe, Latex, spermizide Substanzen), antikonzeptionelle äußere Mittel, Pessar, Desinfektionsmittel
Gesicht	Kosmetika, Toilettenartikel, Sonnenschutzmittel, aerogen übertragene Pflanzenteile, Schutzmasken
Hals	Schmuck, Kosmetika, Kleidungsstücke (Halstücher, Woll- und Pelzkragen)
Hände	Berufsstoffe, Handschuhe (Gummihilfsstoffe, Latex, Chromat, Farbstoffe), Hautschutzmittel, Kosmetika, Toilettenartikel, Schmuck
Mundschleimhaut	Nutritiva, Mund- und Zahnpflegemittel, Prothesen, Zahnfüllmaterialien, Kaugummi
Ohren	Schmuck, Otologika, Brillengestelle
Perianalregion	Toilettenartikel, Desinfektionsmittel, Hämorrhoidenmittel
Stamm	Kleidung, Metallverschlüsse, Kosmetika
Stirn	Hutband, Haarnetze, Schutzmasken, aerogen übertragene Pflanzenteile
Unterschenkel bei Ulcus cruris	Örtliche Therapeutika: Duftstoffe, Wollwachsalkohole, Neomycin, Benzocain, Konservierungsstoffe, Phytoallergene

2.18 Psoriasis

Um Mißverständnissen vorzubeugen: die Schuppenflechte (Psoriasis) ist keine umweltbedingte Erkrankung im eigentlichen Sinn. Aber viele Patienten vemuten einen diesbezüglichen Zusammenhang. Und da sich dieses Buch am Leser orientieren möchte, habe ich das Thema kurzerhand aufgenommen.

Psoriasis vulgaris, oder zu deutsch Schuppenflechte, ist eine bereits seit 2000 Jahren bekannte Erkrankung, die weltweit verbreitet ist, wobei sie die hellhäutige Rasse zu bevorzugen scheint. Zwischen 3 % und 5 % aller Europäer leiden an ihr, allein in Deutschland sind es ca. 2 Millionen Patienten beiderlei Geschlechts. Die Krankheit zeigt sich oft das erste Mal im Teenager- und Twenalter und bleibt dann ein lebenslanger Begleiter. Der zweite Erkrankungsgipfel liegt um die 40er Jahre.

Die Psoriasis ist in gewissem Maße eine „Familienkrankheit". Das, was vererbt wird, ist jedoch nicht die Krankheit selbst, sondern nur die Disposition (Veranlagung), eine Psoriasis zu entwickeln. Man vermutet, daß sich die entsprechende Information auf verschiedenen Stellen des Chromosoms Nr. 6 verteilt findet. Ist ein Elternteil erkrankt, ist bei Kindern mit 20 % Wahrscheinlichkeit mit einer Psoriasis zu rechnen, sind beide Eltern erkrankt, sogar mit 60 %.

Die Entwicklung beim Einzelnen ist sehr unterschiedlich und Schwankungen unterworfen. Häufig verläuft sie in Schüben mit raschem Aufblühen, Andauern über eine gewisse Zeit und anschließender Abheilung (40–50 %). Eine Häufung der Schübe merkt man meist im Frühjahr und im Herbst.

Die Psoriasis kann sich ganz oder auch mäßig zurückziehen: Nach einer Besserung können Herde an den „Lieblingsstellen", d. h. Ellenbogen, Knie, Kopf, dauernd fortbestehen. 20 % der Psoriasisfälle verlaufen mild mit wenigen Schüben und in langen Zeiträumen ohne größere Beschwerden. Bei etwa 10 % der Psoriatiker verschwindet die Krankheit für immer.

Auslöser der Psoriasis

Viele Patienten, die bereits länger daran leiden, können absehen, wann sich ein neuer Schub anbahnt: Laut Umfragen kennen 70 % der Erkrankten die Auslöser. Belastungen verschiedener Art können die Ursachen dafür sein, daß die Psoriasis wieder „wild" wird, darunter gehören z. B. schwere Infektionskrankheiten (wie Scharlach oder Angina), Verletzungen, Verbrennungen, Unfälle, Operationen, seelische Belastungen oder Überlastungen (Streß), Klimawechsel oder Zeiten hormoneller Umstellung (Pubertät, Schwangerschaft, Wechseljahre), auch Streßfaktoren, Alkoholexzesse oder Sonnenbrand. Selbst Medikamente können Psoriasisschübe auslösen, darunter nennenswert sind Betablocker (Herz-Hochdruckmittel) oder das Malariamittel Chloroquin. Normalerweise jedoch hat die Psoriasis eine langsame Anlaufzeit bis zu 14 Tagen. Sinnvoll ist es daher, daß Sie sich beobachten und/oder ein Tagebuch über alle Veränderungen führen, um ihre persönlichen Auslöser herauszufinden. Dies ist natürlich auch für Ihren Arzt wissenswert.

Erscheinungsbild der Psoriasis

In der Regel beginnt die Psoriasis mit einem Exanthem (Ausschlag), d. h. ein roter Fleck oder mehrere erscheinen auf verschiedenen Hautpartien, dehnen sich dann aus und fangen an, immer mehr silbrig glänzende, trockene Schuppen zu bilden, die leicht abzulösen sind. Wenn man versucht, Schuppen mit dem Fingernagel oder einer Pinzette abzuheben, fängt der „nackte" Fleck ganz fein an zu bluten. Dieser Prozeß ist teilweise durch einen sehr unterschiedlich ausgeprägten und wechselhaften Juckreiz gekennzeichnet.

Ganz besonders beliebte und typische Stellen des Befalls sind – wie erwähnt – Ellenbogen, Knie, Kreuzbeinregion und der behaarte Kopf, jedoch können auch andere Hautpartien der Krankheit zum Opfer fallen. Nur Fußsohlen und Handflächen sind in der Regel nicht betroffen, es sei denn, es handelt sich um eine seltene und spezielle Verlaufsform der Psoriasis. Dann aber ist die Haut geschwollen und rissig, schuppig und sehr schmerzhaft.

Die einzelnen Herde der Psoriasis können stecknadelförmig (psoriasis punctata) oder auch linsengroß (psoriasis guttata) sein; häufig sind sie jedoch von der Größe einer Münze (psoriasis nummularis) und dehnen sich aus, fließen zusammen zu landkarten- oder girlandenartigen Bildern (psoriasis geographica, gyrata). Es kann auch sein, daß das Zentrum des Flecks sich schon bessert oder gar heilt, während sich die Ränder noch stark schuppend ausbreiten. Auffällig ist auch, daß beide Körperhälften zum Teil symmetrisch befallen werden.

Besonders an Körperpartien, die stark bewegt werden, können die trockenschuppigen Herde durch die alltägliche Beanspruchung einreißen und bluten und sich somit durch eindringende Bakterien oder Pilze entzünden, eitern und schließlich noch mehr jucken. Auch wenn man dem Juckreiz nachgibt und kratzt, können an den Stellen mit ein wenig Verzögerung neue Herde entstehen. Selbst Narben, Verletzungen oder Druckstellen (z. B. aufgrund zu enger Schuhe) können den gleichen Prozeß auslösen. Dauern die Schübe lange, kann sich die entzündete Haut massiv verdicken, so daß mit der Zeit die Haut dicker und derber wird. Es handelt sich also um einen Teufelskreis!

In seltenen Fällen, womöglich durch übermäßige Hautreizung oder heftiges Reiben ausgelöst, können Psoriasisherde die Oberhand über die gesamte Körperoberfläche gewinnen, so daß die Haut von Kopf bis Fuß rot, heiß und schuppig wird. Diese Art der Psoriasis muß im Krankenhaus behandelt werden. Daneben gibt es noch eine andere, ebenfalls seltene Form der Psoriasis, die sogenannte Psoriasis pustulosa (lat. pustula=Eiterbläschen), bei der weniger Schuppen, dafür aber zahlreiche Eiterbläschen an Händen und Füßen entstehen, in deren Inhalt keine Bakterien nachweisbar sind wie im üblichen „Pickel".

Die Haare leiden normalerweise nicht unter der Psoriasis, selbst wenn die Kopfhaut stark befallen ist. Bei langanhaltenden Schüben und dicker Schuppenschicht können sie dünner und brüchiger werden und ausgehen, doch bessert sich die Krankheit, wachsen sie wieder nach. In der Regel kommt es nicht zu Haarausfall oder gar Glatzenbildung. Leider gilt dies nicht für die Nägel, insbesonders nicht für die Fingernägel. Im Nagelwallbereich entstehen Tüpfelnägel, d. h. in der Nageloberfläche bilden sich mehrere stecknadelkopfgroße Krater, die damit wie die Oberfläche eines Fingerhutes aussieht. Solche Herde im Nagelbett scheinen gelb-braunrot durch die Nagelplatte durch und heben sie an den Rändern ab. Im schlimmsten Fall kann es dazu kommen, daß der Nagel bröselig zerfällt.

Trotz der Hauterscheinungen können Patienten ohne Angst und Vorbehalt mit ihrer Umwelt in Kontakt kommen, denn Psoriasis ist nicht ansteckend. Nur weiß dies die Umgebung des Psoriatikers nicht. Dies stigmatisiert die Patienten oft beruflich und führt häufiger als bei Neurodermitis-Patienten zu seelischen und sozialen Problemen.

Weitere Erscheinungen bei Psoriasis

Die Psoriasis spielt sich nicht nur in den schuppenden roten Flecken ab, selbst in den unbeteiligten Hautpartien lassen sich typische Veränderungen nachweisen. Auch innere Organe wie z. B. die Bauchspeicheldrüse, die Knochen und gar die Muskulatur oder der Stoffwechsel können betroffen sein, ohne daß der Patient von diesen Veränderungen etwas spürt. Was er jedoch aufgrund des schmerzlichen Zustandes spüren könnte, ist die Beteiligung der Gelenke: die sogenannte Psoriasis arthropathica. Immerhin leiden etwa 7% der Psoriatiker darunter, wobei bei Untersuchungen sogar 70% aller Psoriatiker Veränderungen am gelenknahen Knochen und am Gelenk - wenn auch schmerzfrei - aufwiesen. Allerdings gehen bei Besserung der

Hauterscheinungen meist auch die Gelenkschmerzen zurück. In ihrem Erscheinungsbild ähnelt diese Form der Psoriasis den echten rheumatischen Krankheitsbildern. Am häufigsten kommt es zu Entzündungen der kleinen Gelenke von Händen und Füßen, eventuell auch des einen oder anderen großen Gelenkes wie Knie oder Schulter. Auch die Gelenke zwischen den Wirbeln können mit Knochenspangenbildung und Einsteifung betroffen sein.

Viele Psoriatiker berichten von Verschlechterungen der Krankheit infolge von seelischen Belastungen wie Prüfungssituationen, Ehekrisen, Scheidung oder Tod eines geliebten Menschen. Obwohl eine ganze Reihe von Psychiatern und Psychologen der Ursache nachgegangen sind, konnten sie „keine typische Psoriasispersönlichkeit" beschreiben. Sehr wichtig sind jedoch die seelischen Folgen dieser Erkrankung, denn wer dauernd unter den schuppenden Flecken leidet und ständig die abweisenden Reaktionen seiner Umwelt erfahren muß, wird unsicher, verbittert, depressiv und einsam. Hilfreich ist in einem solchen Fall der Kontakt zu Leidensgenossen über die inzwischen in vielen Städten existierenden Selbsthilfegruppen - vom Deutschen Psoriasis Bund initiiert und unterstützt.

Behandlung der Psoriasis

Zur Behandlung gehören eine ganze Reihe von sehr unterschiedlichen Stoffen und Methoden, denen nur eins gemeinsam ist, und zwar die Absicht, die Entzündung zu dämpfen und die überstürzte Zellvermehrung und Schuppenbildung zu bremsen.

Teer. Eine dieser Behandlungen, die noch aus dem letzten Jahrhundert stammt, ist das Steinkohlenprodukt Teer. Es enthält eine Unzahl komplizierter organischer Substanzen, die die auseinandergeratene Zellvermehrung hindern. Die Patienten wurden bis auf den Intimbereich und behaarten Kopf eingepinselt, und dies Tag für Tag über längere Zeit. Wenn es sich auch in Amerika noch einer gewissen Beliebtheit erfreut, ist dieses Verfahren in Deutschland zugunsten von ebenso wirksamen, doch anwenderfreundlicheren Methoden aufgegeben worden. Eine Ausnahme bilden z. Zt. noch einige medizinische teerhaltige Shampoos für die Kopfpsoriasis, bei den Kosmetika sind teerhaltige Präparate inzwischen vom Markt verschwunden.

Cignolin. Inzwischen ein Klassiker unter den Psoriasistherapien ist Cignolin, eine Substanz, die vom Aufbau her mit dem Steinkohlenteer verwandt ist. Ähnlich ist auch ihr Wirkungsprinzip: eine verläßliche und anhaltende Unterdrückung des übertriebenen Zellwachstums der Flecken.

Aufgrund der sehr guten Wirksamkeit hat es immer noch einen festen Platz im therapeutischen Arsenal, und das trotz einiger Nachteile wie z. B. der Tatsache, daß es intensiv Wäsche verfärbt sowie auch die Badewanne. Doch das Wesentliche ist, daß dieses Medikament die gesunde Haut schon in mäßigen Konzentrationen reizt bis hin zu einer Dermatitis (Hautentzündung). Nach Abheilen hinterläßt es eine langanhaltende Braunverfärbung der betroffenen Haut. Für den Körper selbst ist es sonst eine sehr gut verträgliche Substanz, die lediglich bei langfristiger und großflächiger Anwendung über die gereizten Stellen in zu großer Menge aufgenommen werden und Magen-Darm-Beschwerden und Nierenfunktionsstörungen verursachen kann. Die Behandlung erfolgt in langsam ansteigenden Mengen bis an die Verträglichkeitsgrenze, ein Verfahren, das einer regelmäßigen Kontrolle bedarf. Davon gibt es auch eine "pflegeleichtere" Variante, eine sogenannte Minutentherapie, bei der eine höherdosierte Dosis aufgetragen und nach 10 oder 20 Minuten abgewaschen wird.

Harnstoff. In den Herden ist der Gehalt des natürlichen Feuchthaltefaktors Harnstoff um 40 % im Vergleich zur gesunden Haut vermindert. Um dieses Defizit auszugleichen, können harnstoffhaltige Cremes und Salben beitragen.

Salicylsäure. Sie ist ein weiterer klassischer Wirkstoff in der Behandlung der Psoriasis. Sie wirkt allerdings nicht entzündungs- oder wachstumshemmend, sondern löst vielmehr die Hornschuppen auf. Das ist auch der Grund, warum diese Substanz zu Beginn einer Therapie als Abschuppungsmaßnahme äußerst wichtig ist.

Kortison. Mit der Entdeckung des Kortisons ging sehr bald die Teer- und Cignolinära zu Ende. Kortison ist das natürliche Hormon der Nebennierenrinde. Bereits aus dem Bereich der inneren Medizin ist die äußerst positive Wirkung dieser Substanz auf Entzündungen aller Art, die Zellteilung und das Immunsystem bekannt. Bekannt sind allerdings auch die möglichen Nebenwirkungen wie etwa Fettansatz mit Mondgesicht, Osteoporose, Hochdruck, Infektanfälligkeit. Äußerlich angewandt hat Kortison ähnliche Wirkungen wie die eben beschriebenen: Hemmung der Freisetzung von Entzündungssubstanzen, Hemmung der Zellteilung und des Wachstums der Haut-, Bindegewebs- und Entzündungszellen, Abschwellung und Abdichtung der Hautgefäße, es sind Fähigkeiten, die Kortison bei der Behandlung von Psoriatikern an erste Stelle gebracht haben. Die Anwendung ist äußerst einfach, und von der aufgetragenen Kortikoidzubereitung – Salbe, Creme, Lotion oder Tinktur – wandern höchstens 10 % der Substanz durch die Haut hindurch; dementsprechend treten die typischen Nebenwirkungen des gespritzten oder als Tabletten eingenommen Kortisons nicht auf, es sei denn, man schmiert davon außergewöhnlich viel und äußerst lange. Nebenwirkungen auf der Haut sind jedoch möglich wie z. B. Atrophie (Verdünnung der Haut), Auftreten vieler kleiner, blutgefüllter Äderchen oder Akne, Nebenwirkungen, die aber von der Dauer, Art und Wahl der Kortikoidanwendung abhängig sind.

Moderne Pharmazeutika. Vitamin D-Analoga sind seit einigen Jahren die Renner in der modernen Psoriasis-Therapie. Calcipotriol (Psorcutan, Daivonex) eignen sich für die leichten bis mittleren Formen der Psoriasis und erzielen nach mehrwöchiger Lokaltherapie oft erstaunliche Behandlungserfolge.

UV-Therapie. Die Therapie führt uns wieder direkt zur Umwelt: die bereits seit 300 Jahren bekannte positive Wirkung der Sonne auf die Psoriasis war der Ausgangspunkt für ein inzwischen sehr bewährtes Therapieverfahren: die Bestrahlung mit ultraviolettem Licht. Am nützlichsten ist der Wellenlängenbereich von 300 bis 330 nm, der von modernen Geräten recht selektiv abgestrahlt wird (SUP = selektive UV-Phototherapie). Die erkrankte Haut wird langfristig mit kleinen Dosen bestrahlt, worunter die Herde langsam, aber kontinuierlich abheilen. Diese Methode gilt als gut verträglich, wenn auch sehr zeitintensiv. Einzige Nebenwirkung ist die Überdosierung, sprich Verbrennung oder Sonnenbrand. In besonderen Fällen läßt sich die Wirkung durch ein lichtsensibilisierendes Medikament (Psoralen) steigern, man spricht dann von PUVA-Methode (=Psoralen-UV-A-Methode). Dadurch läßt sich die UV-Dosis verringern. Diese Methode hat allerdings einige Nebenwirkungen wie z. B. Empfindlichkeit gegen natürliches Sonnenlicht mit erhöhter Sonnenbrandgefahr, und bei innerlich angewandtem Psoralen können Juckreiz, Magen-Darm-Reizung, Leber- und Nierenschäden auftreten. Patienten, die noch im gebärfähigen bzw. zeugungsfähigen Alter sind, sollten diese Methode erst gar nicht in Erwägung ziehen.

Langfristig drohen bei dieser Therapie die vorzeitige Alterung der Haut mit Falten und Elastizitätsverlust und im schlimmsten Fall der Hautkrebs bzw. der „schwarze Krebs".

Daher gehört diese Therapie in Facharzthände, auch sollten konsequent Ganzkörperinspektionen zum Ausschluß entsprechender Veränderungen vorgenommen werden.

Klimatherapie. Es gibt Orte auf der Welt, wo die positiven Effekte „warme Jahreszeit" und Sonnenlicht besonders wirksam sind. So sollte die Heilwirkung des Toten Meeres nicht vergessen werden. Diese ist durchaus nicht Gerücht oder Legende, sondern vielmehr das Ergebnis verschiedener günstiger Bedingungen, denn durch die Verdunstung aufgrund der fast gnadenlosen Sonne ist das Wasser des abflußlosen Toten Meeres zur konzentrierten Sole geworden. Die Kombination einer mit der Sole imprägnierten Haut und einer intensiven Sonnenbestrahlung läßt die Psoriasis oft für lange Zeit abheilen. Ein Problem dieser Behandlung ergibt sich womöglich daraus, daß nicht jeder das extreme Klima verträgt, die Anreise weit und der Kurbetrieb teuer ist. Als Ersatz gibt es die „Photo-Sole-Therapie", die zunehmend von qualifizierten Hautärzten nach Absprache mit der Krankenkasse zur Verfügung gestellt wird, wobei auch der einfache Urlaub am Strand mit einer leichten Salzwasser„brise" schon als Klimatherapie gelten kann.

Allgemeine Körperpflege. Wichtig ist, daß Sie immer daran denken, Ihre Haut mit dem notwendigen Fett zu versorgen, denn obwohl die Psoriasisherde glänzen, sind sie trocken und fettarm. Die regelmäßige Anwendung von fetthaltigen Salben verbessert die Geschmeidigkeit Ihrer Haut, so daß sie weniger einreißt. Dadurch haben Pilze, Bakterien und mögliche allergieauslösende Substanzen (Waschmittel, Weichspüler) kaum Möglichkeit einzudringen. Zugleich läßt der Juckreiz nach. Entscheidend ist der richtige Fettgehalt und die Erhaltung des natürlichen Säuremantels der Haut. Für die Grundpflege helfen Präparate wie z.B. Abitima-Creme.

Der Patient sollte auf ein mildes und wenig entfettendes Haarwaschmittel achten, heißes und ausgiebiges Duschen vermeiden, denn dadurch trocknet die Haut aus und der Säuremantel wird zerstört, besser ist kurzes morgendliches lauwarmes Duschen. Dabei kann mit einem einfachen Verfahren die Ausgangsposition gegen die Psoriasis gestärkt werden:

Am frühen Morgen, zwischen 6 und 8 Uhr, produziert die Nebenniere das meiste körpereigene Kortison. Wenn man in dieser Zeit duscht, kann man seine Nebenniere dazu bringen, bis zu 5 mg mehr Kortison zu produzieren, was manches synthetische Kortison sparen kann. Außerdem sollte man nicht zu lange mit einer Wassertemperatur über 35 °C baden, ebenfalls um

Austrocknen und Juckreiz vorzubeugen. Zur Reinigung sind überfette Seifen oder gut rückfettende günstig, saure Waschlotionen, alles mit möglichst wenig Zusätzen. Nach dem Waschen, Duschen oder Baden wird die Haut – ganz abgesehen von den Psoriasisherden – gemäß dem entsprechenden Hauttyp gepflegt:

- bei fetter Haut: Milch oder Lotionen,
- bei weniger fettem Hauttyp: Lotionen oder Cremes,
- bei trockener Haut: harnstoffhaltige Cremes oder Salben.

Es gibt eine Reihe von Berufen, die sich negativ auf die Krankheit auswirken können, wie z.B. solche mit extremen äußeren Einflüssen durch Hitze mit viel Schmutz und Schweiß (Glasofen, Eisenverarbeitung etc.) oder stetem Reiben, Scheuern und intensiver Kälte- und Wassereinwirkung (Baugewerbe). Wenn der Patient dieser Situation nicht aus dem Wege gehen kann, müssen er durch entsprechend hautfreundliche, gut schweißaufsaugende, weiche Kleidung (möglichst Baumwolle) seine Haut schützen und durch rückfettende Hautpflege das Risiko kleinhalten. Ganz besonders, wenn mit Wasser, Reinigern oder Lösungsmitteln gearbeitet wird, sollte sich der Patient vorsorglich mit einer wasserabweisenden medizinischen Hautschutzemulsion schützen.

Ernährung bei Psoriasis. Eine Psoriasisdiät existiert an und für sich nicht, doch nach Umfragen unter Psoriatikern hat sich ergeben, daß ein Zuviel an Kalorien mit Gewichtszunahme zu einer Verschlechterung der Erkrankung führt, was sich mit den Beobachtungen aus den zwei Weltkriegen deckt, während derer aufgrund der extremen Hungerszeiten die Psoriasis drastisch zurückging. Reichlicher Alkoholkonsum und üppiges Essen sind unter Umständen der Grund für eine hartnäckige Psoriasis.

Tabelle 16. Durchschnittlicher Ernährungsbedarf eines Menschen

1 Portion Fleisch (100–150 gr.)	3–4 mal pro Woche
1 Portion Fisch (100–150 gr.)	1–2 mal pro Woche
Eier	3 pro Woche
Obst/Obstsaft	200–250 gr. pro Tag
Koch- und Streichfett	40 gr. pro Tag
zubereitetes Gemüse	200 Gr. pro Tag
Salat	75 gr. pro Tag
Milch/Milchprodukte	250 ml pro Tag
Käse	75 gr. pro Tag
Getränke	Mindestens 1,5 l pro Tag (Wasser, Kräuter- und Früchtetee, verdünnter Obstsaft, Gemüsesaft, Kaffee und Tee)

Bei vielen Psoriatikern findet sich ein erhöhter Harnsäure-Spiegel im Blut. Da Harnsäure das Endprodukt aus dem Abbau von Fleisch ist, empfiehlt es sich, wenig Fleisch, Innereien, aber auch Fisch, Hülsenfrüchte, Samen und Getreide zu sich zu nehmen. Weitere Verallgemeinerungen sind leider nicht möglich, denn jeder Patient ist ein Individuum, das auf unterschiedliche Substanzen reagiert, also ist die Selbstbeobachtung wichtig und eventuell kann man Buch führen. Was auf jeden Fall sinnvoll und auch qualitativ hochwertig ist, sind Lebensmittel mit ausreichendem Gehalt an lebensnotwendigem Eiweiß und essentiellen Fettsäuren, Vitaminen, Mineralstoffen und Ballaststoffen: viel pflanzliche Lebensmittel wie Getreide, Kartoffeln, Gemüse, Obst, fettarme Milch und ausreichende Mengen an Getränken, wenig Zucker, Fett und Alkohol, wenig – wie bereits erwähnt – tierische Lebensmittel wie Fleisch, Wurst, Eier, fettreiche Milchprodukte.

Entgegen häufiger Vermutungen ist die Schuppenflechte primär eine genetisch bedingte Reaktion der Haut. Umwelteinflüsse wie Streß, mechanische Belastungen etc. verschlimmern, Sonne und Sole verbessern die Hauterscheinungen. Einen frischen Schub auslösen kann eine Besiedlung des Magen-Darm-Traktes mit Hefepilzen (Candida).

Pilzinfektion im Zusammenhang mit der Haut
Indirekte Beeinflussung der Haut sowohl bei Neurodermitis- als auch bei Psoriasispatienten durch Pilzinfektion des Magen-Darmtraktes sind bekannt. Deshalb hierzu einige Ausführungen:

Pilze sind eine unsichtbare Gefahr für den menschlichen Organismus und lauern fast überall: im Schwimmbad, in öffentlichen Gemeinschaftsräumen, in Klimaanlagen usw. Obwohl sie bislang nicht ganz ernst genommen wurden, können sie äußerst hartnäckige Erkrankungen auslösen, so daß sie in den letzten Jahren immer mehr in den Mittelpunkt des medizinischen Interesses gerückt sind.

Für das Entstehen einer Pilzerkrankung spielen unterschiedliche Elemente eine Rolle. So können unter Umständen eine geschwächte Abwehrlage, die Einnahme bestimmter Medikamente wie z. B. Antibiotika oder Grunderkrankungen wie Zuckerkrankheit einen Pilzbefall begünstigen. Auch innere Organe wie Herz, Lunge oder Darm können in den schlimmsten Fällen angegriffen werden. Nur etwa 50 der inzwischen 100000 bekannten Pilzarten führen beim Menschen zu nennenswerten Erkrankungen, darunter scheint sich vor allem die Infektion mit dem Hefepilz Candida albicans zu einem Massenleiden zu entwickeln. Vom Arzt wird sie meistens Candidose oder Soor genannt.

Die zu der Gattung Candida gehörenden Pilze vermehren sich durch Sprossung oder Teilung und neigen dazu, sich an Gewebe, vor allem an Schleimhäuten, „festzusetzen". Erst deren „Anheften" an einer Oberfläche führt zur Infektion.

Nahezu jeder Körperbereich kann in Folge einer Pilzinfektion in Mitleidenschaft gezogen werden.

Die Schleimhäute des Verdauungstrakts, Harntrakts oder der Geschlechtsorgane sind die Körperteile, die am häufigsten angegriffen werden: Die Folgen sind Blähungen, Verstopfung, Durchfall, Juckreiz im Bereich des Afters, die Betroffenen fühlen sich oft wie zerschlagen, sind müde und unkonzentriert, klagen über Kopf-, Muskel- und Gelenkschmerzen.

Über die Mundhöhle, d. h. den obersten Abschnitt des Verdauungstrakts, können die Erreger in die unteren Bereiche gelangen. Dies geschieht meistens beim Abwischen der im Mund vorhandenen weißlichen Beläge, die durch das Reiben platzen und bluten. Durch das ständige Schlucken dieses infizierten Speichels kann sich der Pilzbefall weiter auf die Speiseröhre ausdehnen. Plötzlich auftretende Beschwerden beim Schlucken können die ersten Warnsignale des oft schleichenden Verlaufes einer Pilzinfektion sein.

Trotz des sauren Milieus im Magen vermehren sich Hefepilze auch hier problemlos, denn sie liegen im Schleim eingebettet und können so in den Dünndarm gelangen. Dort finden sie die besten Lebensbedingungen. Selbst Dickdarm und Anus sind vom Befall nicht ausgeschlossen.

Vom Darm aus gelangen die Pilze in die Scheide oder das männliche Genitale. Die ersten Symptome einer Infektion sind dann starker Juckreiz, Nässen und weißlicher Ausfluß.

In einem solchen Fall muß man immer darauf achten, daß beide Partner gleichzeitig behandelt werden, da es sonst zu ständigen Reinfektionen kommen kann.

Wie behandelt man Candida erfolgreich?

Leider hat sich die Meinung vieler Patienten, daß zur medikamentösen Behandlung von Pilzerkrankungen nur Substanzen zur Verfügung stehen, die viele Nebenwirkungen haben, noch nicht geändert.

Doch dieses Urteil ist falsch!

Heute bietet sich den Ärzten eine Reihe von gut wirkenden Pilzmedikamenten, welche kaum Nebenwirkungen aufweisen und für die äußerliche Therapie entwickelt worden sind. Je nach betroffener Region und Hautbeschaffenheit ist Creme, Salbe,

Paste oder Gel anzuwenden (z.B. Micotar- oder Batrafen-Creme). Eine innerliche Behandlung ist nur bei großflächigem Befall, tiefen und/oder entzündlichen Pilzerkrankungen innerer Organe (Herz, Lunge oder Darm) nötig.

Das Gesamtkonzept einer erfolgreichen Pilztherapie lautet:
- Medikamentenbehandlung
- Hygienemaßnahmen
- Ernährungsumstellung.

Patienten, die bereits einmal eine Pilzerkrankung erlebt haben, erkranken oft wieder. In manchen Fällen liegt die Ursache im frühzeitigen Abbruch der Therapie oder womöglich in einer noch andauernden Abwehrschwäche. Hier könnte eine „Anti-Pilz-Diät" hilfreich sein. Das wichtigste Gebot lautet: Alles Süße konsequent vom Speiseplan verbannen, was besonders für den „versteckten" Zucker gilt, d.h. Tiefgefrorenes, Senf, Ketchup, Mayonnaise, um nur einiges davon zu nennen. Mit Ballaststoffen läßt sich der Darm richtig „sauberhalten" und von schädlichen Resten befreien. Stellen Sie also Ihre Ernährung auf faserreiche Kost um.

Zu empfehlen sind:
- Salat, Gemüse, Fisch, Fleisch und ungesüßte Milchprodukte.

Zu vermeiden sind:
- zuckerhaltige Nahrungsmittel, Obstsäfte, Limonade, Kuchen und Süßigkeiten.

Neben der Reduzierung der Pilze werden Sie auch noch einen weiteren Vorteil genießen können: eine schönere Figur.

Zusätzlichen Schutz bietet natürlich auch eine verstärkte Körperabwehr, wobei eine richtige Ernährung sehr viel zu einem gut funktionierenden Immunsystem beiträgt. Vitamine und Mineralstoffe spielen in diesem Zusammenhang eine äußerst wichtige Rolle.

Auch der Aufbau einer gesunden Darmflora sollte berücksichtigt werden, um zu vermeiden, daß Pilze sich hier festsetzen. Eine fehlende oder geschwächte Flora kann bereits durch die Einnahme von einfachen ungesüßten Magerjoghurts regeneriert werden.

Bei diesem Prozeß der Stärkung des Immunsystems sollte der Genuß von Alkohol oder Nikotin zumindest eingeschränkt werden, an frischer Luft und Bewegung sollte es nicht mangeln.

Licht und Hautkrebs

Der sogenannte „Schwarze Hautkrebs" (Melanom) ist zur Zeit in aller Munde. Steigende Erkrankungszahlen und zunehmende Publikationen lehren den Patienten das Fürchten. In der Praxis macht sich dies durch eine wachsende Zahl von besorgten Patienten bemerkbar, die nach einer sogenannten Ganz-Körper-Untersuchung gegen Hautkrebs und seine Vorstufen verlangen. Hier hatten die Betriebskrankenkassen in Hessen bis zur letzten Gesundheits„reform" ein gutes Zeichen gesetzt. Jedes Mitglied der Betriebskrankenkasse wurde aufgefordert, sich einmal jährlich auf Hautkrebs untersuchen zu lassen, dabei wurden selbstverständlich auch andere Krebsformen erkannt und beseitigt. Die Untersuchungsergebnisse wurden dokumentiert, so daß die Kassen auch einen Überblick über die Effektivität ihrer Leistungen erhielten. Die Dermatologen in Baden-Württemberg konnten klar aufzeigen, daß trotz einer Vergütungspauschale von DM 40.– pro Patient eine deutliche Einsparung an späteren Kosten für Klinikaufenthalt etc. durch frühe chirurgische Therapie erreicht wurde. Dennoch wurde die gesamte hautfachärztliche Früherkennungskampagne durch das Bundesgesundheitsministerium zum 1.1.97 gestoppt.

Ein Hautkrebs kommt nicht von ungefähr. Vielmehr ist eine vorangegangene Schädigung der Haut notwendig, um eine derartige unkontrollierte Wucherung entstehen zu lassen. Die wissenschaftliche Aufarbeitung von hohen Patientenkollektiven hat gezeigt, daß insbesondere kurze intensive Sonnenbestrahlungen, die zu einem erheblichen Sonnenbrand führen, für die nach Jahren auftretenden Hautkrebse verantwortlich sind. Lichtschutz ist daher das Gebot der Stunde. Hier hat in den letzten Jahren eine besondere Sensibilisierung eingesetzt, zunächst in Australien, wo derartige Krebse wegen des Ozonmangels in der Atmosphäre bereits seit längerer Zeit gehäuft vorkommen, jetzt aber auch in Europa. 1993 stellte sich eine 37jährige Patientin in meiner Praxis vor, die mir zwei auffällige rötliche Veränderungen im Bereich von Rücken und Unterarm präsentierte. Auf Befragen stellte sich heraus, daß sie vor über 5 Jahren von einem 3-jährigen Forschungsaufenthalt aus Australien zurückgekehrt war. Ich operierte diese Hautveränderungen heraus und untersuchte sie unter einem Mikroskop. Es zeigten sich in beiden Malen Basalzelltumoren, die ebenfalls als Spätschäden nach übermäßiger Sonneneinstrahlung auftreten können. Die Patientin gehört dem Hauttyp I an, d. h. sie ist besonders lichtempfindlich und muß nun regelmäßig 2x jährlich untersucht werden.In der Folge wurde auch dieses Jahr wiederum zweimal eine Operation im Bereich des Rückens notwendig, um neue Frühformen des Basalioms zu entfernen. Die Patienten mit derartigen Problemen werden mittlerweile immer jünger. Ähnliche Vorgänge werden auch in unseren Breiten in der Zukunft zur Tagesordnung gehören, nimmt doch auch hier durch das Ozonloch die sonnenlichtfilternde Wirkung in der Atmosphäre deutlich ab.

2.19 Die verschiedenen Hautkrebsformen

Was sind nun die verschiedenen Hautkrebsformen, und wodurch unterscheiden sie sich? Zunächst gibt es anlagebedingte Hautkrebsformen, die familiär gehäuft auftreten und auf einem genetischen Defekt beruhen. Hierzu gehören gehäuftes Auftreten von Basaliomen wie z.b. beim Gorlin-Goltz-Syndrom (gehäuft Basalzelltumoren), aber auch der schwarze Hautkrebs kann familiär gehäuft auftreten. Der Hautarzt wird danach fragen, ob in der Familie ein mehrfaches Auftreten von Hautkrebsformen beobachtet worden ist.

Basaliom. Dieser Tumor ist eine Hautkrebsform, die nur lokal zerstörend wächst, deren Frühform häufig schlecht oder auch nur schwer zu erkennen ist. Dieser Krebs wächst in fast 100% der Fälle nur am Entstehungsort und bildet keine Tochtergeschwülste (Metastasen). Er findet sich häufig im Bereich der Stirn, der Wangen, gerne auch hinter den Ohren sowie im Bereich des Rumpfes. Typisch ist, daß die Patienten bisher meist über 50 Jahre alt sind und der Befund rein zufällig entdeckt wird. In den Augen des Patienten handelt es sich häufig um eine schlecht heilende Wundinfektion, gerne versucht man einen Zusammenhang z.B. zu einem Insektenstich herzustellen. Dem Hautarzt steht zur exakteren Diagnostik eine Speziallupe zur Verfügung. Die Therapie ist einfach, es erfolgt eine chirurgische Entfernung des Prozesses mit mikroskopischer Kontrolle der Schnittränder. Eine Nachbeobachtung sollte trotzdem gewährleistet sein, da ein Teil der Basaliome feine Ausläufer entlang lokaler Stukturen wie z.B. Gefäßen bilden kann. Ist einmal ein derartiges Basaliom aufgetreten, sollte mindestens einmal jährlich eine Ganzkörperuntersuchung auf das Vorliegen weiterer hautkrebsverdächtiger Veränderungen erfolgen.

Spinaliom. Der Stachelzellkrebs (Spinaliom) ist eine Krebsform, bei der sich das sogenannte Plattenepithel geschwulstmäßig vermehrt. Auch hier finden sich die Veränderungen häufig an den von der Sonne bestrahlten Hautarealen. Es kommt zunächst zu lokalen Aufwerfungen im Sinne von Hornkegeln, diese werden von den Patienten gerne abgekratzt oder auch mit Salben bis hin zu lokaler Kortisontherapie behandelt. Wichtig ist, daß die Salben kosmetisch eine kurzzeitige Wirkung entwickeln. Bemerkt man also eine Veränderung, die immer wieder kommt und für die es keine klare erkennbare Ursache gibt, so sollte man lieber einen Hautarzt aufsuchen. Das Fatale bei den Spinaliomen ist, daß sie Tochtergeschwülste bilden können, die über das Blut in andere Regionen des Körpers abdriften und so z.B. in der Lunge oder auch dem Skelett Metastasen bilden können. Bei den Spinaliomen gibt es wiederum je nach Lokalisation wachstumsbedingte Unterschiede, besonders hinweisen möchte ich auf in dem Bereich der Unterlippe und der Mundschleimhaut auftretende Spinaliome, die häufig übersehen werden (jährliche oder halbjährliche Zahnarztbesuche gehören bei Patienten über 50 Jahren nicht unbedingt zur Gewohnheit, allerdings sind auch nicht alle Zahnärzte immer hellwach, wenn sie entsprechende Veränderungen bemerken und versäumen die Überweisung zum Dermatologen). Besteht für längere Zeit eine nässende Geschwulst oder ein Geschwür im Bereich der Unterlippe, sollte man einen Hautarzt aufsuchen. Auch hier läßt sich durch eine Operation eine Totalsanierung des Bezirks erreichen, allerdings nur, solange nicht Tumorzellen in die Tiefe des Gewebes und der Gefäße abgedriftet sind und andere Areale des Körpers aufgesucht haben. Die Vorstufe des Spinalioms sind die sogenannten aktinischen Hautschäden, das heißt sonnenlichtbedingte Hautveränderungen, z.B. Rötungen, Einschmelzungen des lokalen Bindegewebes, Hornlamellen. Die Areale entsprechen den oben genannten, es zeigen sich nur nicht derart dramatische Veränderungen. Hier ist die Prophylaxe alles: Es bedarf durchgehend eines intensiven Lichtschutzes (Hut mit breitem Rand, Eincremen mit langanhaltenden und deutlich wirksamen Schutzfaktoren [z.B. Daylong 16] und auch ein besonderer Lichtschutz im Bereich der Unterlippe, die viele Patienten bei ihren Vorsichtsmaßnahmen häufig vergessen. Bitte bedenken Sie auch, daß Kinder dem Sonnenlicht insbesondere in jungen Jahren hilflos ausgesetzt sind. Sie verfügen noch über keinerlei Erfahrungen, wie sie mit dem Sonnenlicht umgehen, sie wissen nicht, wann ihnen ein Sonnenbrand droht. So ist eigentlich nicht einzusehen, warum die Kinder von ihren Eltern nicht besser geschützt werden. Häufig ist es so, daß man die Kinder vor der Unwissenheit und teilweise auch der Lässigkeit der Eltern selbst in Schutz nehmen muß. Die entsprechende Aufklärung gehört als Unterrichtsthema in jede Schule.

Melanom. Der schwarze Hautkrebs (Melanom) ist seit einiger Zeit in aller Munde. Spätestens die Aktion der Betriebskrankenkassen, die bereits oben erwähnt wurde, führte die Patienten zu den Hautärzten, der Erfolg der Aktion gab Hautärzten und Betriebskrankenkassen recht.

Wie erkenne ich nun einen derartigen Hautkrebs? Hierzu hat Prof. Dr. Eberhard Paul, Hautklinik im Klinikum Nürnberg Nord, in der Medical Tribune eine Anleitung zur Selbstuntersuchung veröffentlicht, die ich in der Folge Ihnen wiedergebe:

Schwarzen Hautkrebs rechtzeitig erkennen: Anleitung zur Selbstuntersuchung

"Vorbeugen ist besser als Heilen", das gilt auch für das Melanom. Neben vernünftigem Verhalten und Sonnenschutzmaßnahmen spielt die regelmäßige Selbstuntersuchung – insbesondere bei Risikopatienten – eine sehr wichtige Rolle. Zu den Risikopatienten zählen Hellhäutige, die statt braun zu werden immer nur Sonnenbrände bekommen, diejenigen, die eine Vielzahl von auffallenden Muttermalen haben, ebenso wie Familienangehörige von Melanomträgern und Patienten mit angeborenen Muttermalen.

Es empfiehlt sich, dieses „Hautscreening" nach folgender Checkliste durchzuführen. Alles, was laut Checkliste auffällig ist, sollte der Patient einem Arzt zeigen. Aus Untersuchungen geht hervor, daß ein Melanom sich mehrere Jahre lang in einem relativ frühen und kurablen Stadium befindet, in dem es entdeckt und entfernt werden muß. Meist gilt: „Gefahr erkannt, Gefahr gebannt". Auf Juckreiz, Schmerz und Blut darf man auf keinen Fall warten, denn das sind schon die Späterscheinungen eines malignen Melanoms.

Wer Leberflecke und Muttermale kritisch unter die Lupe nehmen will, geht am besten nach folgendem Schema vor:

- Zunächst gilt es, auf die Färbung der Pigmentmale zu achten. Sind alle gleichermaßen braun, so besteht kein Verdacht. Ein besonders dunkler Fleck sollte jedoch genauer unter die Lupe genommen werden.
- Dann wird die Gleichmäßigkeit der Pigmentierung überprüft. Auch gutartige Flecken können im Zentrum dunkler sein, die Übergänge zwischen den verschiedenen Brauntönen sind bei ihnen aber weich. Bösartige Male sind dagegen ganz unregelmäßig gescheckt und zeigen scharfe Grenzen zwischen schwarz, braun, rot oder gar weiß.
- Als drittes schaut man auf den Rand eines Flecks: Ist der Rand gleichmäßig und etwas unscharf, spricht das für Gutartigkeit. Bösartige Veränderungen haben eher scharfe Begrenzungen und eine bogenförmige, unregelmäßige Randpartie.
- Viertes Kriterium ist die Größe des Males: In der Regel sind Pigmentflecken, die sich vom stumpfen Ende eines Bleistifts (6 mm Durchmesser) bedecken lassen, gutartig. Was die praktische Durchführung angeht, so kann man bei der Selbstuntersuchung einen Spiegel zu Hilfe nehmen, oder man läßt sich von seinem Partner genauestens inspizieren. Dieser Haut-Check sollte einmal jährlich durchgeführt werden."

Generell ist zu bemerken, daß die Kriterien in Amerika noch enger gefaßt sind als in Deutschland, das Gesundheitsbewußtsein der Amerikaner ist hier ausgeprägter. Nun ist auch in Deutschland ein gewisses Gefälle zu beobachten: Je aufgeklärter, das heißt häufig je städtischer das Patientengut ist, desto eher kommen Patienten schon mit Hautkrebs- und Melanomvorstufen in die Praxis. Hier ist generell zu bemerken, daß der schwarze Hautkrebs zunehmend häufiger bei jüngeren Patienten vorkommt und zunehmend aggressiver wächst.

Ein ehemaliger Fußballer eines bekannten deutschen Vereins wurde im Alter von 36 Jahren in die Klinik eingeliefert, er hatte einen hellrötlichen Fleck an der Oberschenkelinnenseite bemerkt, dieser hatte ab und zu gejuckt, so daß ihn seine Lebensgefährtin, eine Kinderkrankenschwester, zu uns in die Ambulanz schickte. Auch wir waren zunächst nicht 100% sicher, ob es sich wirklich um ein wenig pigmentiertes Melanom (sogenanntes amelanotisches Melanom) handelte. Der während der Operation entnommene Schnellschnitt zeigte aber, daß tatsächlich ein schwarzer Hautkrebs vorlag. Die Veränderung wurde wie üblich großzügig mit Sicherheitsabstand (mindestens 3 cm bei nachgewiesenem Melanom) entfernt, die lokalen Lymphknoten wurden ebenfalls beseitigt. Der Patient überlebte trotz aller Bemühungen inklusive Chemotherapie nur 8 Wochen.

Dies zeigt, wie dramatisch dieser Krebs, der als bösartigster Krebs überhaupt existiert, in das Leben von Patienten eingreifen kann. Ist man ehrlich, muß man sagen, daß es nur eine einzige Therapie gegen den schwarzen Hautkrebs gibt: das Messer. Alle anderen Formen wie Immuntherapie, Zytostase (Chemotherapie), Mistel oder anderes mehr können im Einzelfall zu Erfolgen führen, zeigen aber im streng wissenschaftlichen statistischen Vergleich keine übermäßige Wirkung. Auch die Interferontherapie, die da und dort in Zusammenhang mit einer Zytostatikatherapie durchgeführt wird, ist mit Vorsicht zu bewerten. Spezielle Formen wie z.B. das Aderhautmelanom oder auch das Melanom im Bereich des Enddarms sind von vornherein äußerst schwierig zu diagnostizieren. Diese Patienten haben häufig gar keine Chance der frühzeitigen Entdeckung und suchen erst in Folge der ersten Symptome den behandelnden Arzt auf. Denkt man nun über die gemeinsame Entstehungsweise all dieser Krebsformen nach, so zeigt sich auf der einen Seite der Einfluß der genetischen Disposition, das heißt eine Veranlagung, die im Elternhaus vorgegeben ist, auf der anderen Seite läßt sich der Einflußfaktor Umwelt als Erklärung heranziehen. Auf die besondere Bedeutung der Einstrahlung von Sonnenlicht, insbesondere der wachsenden Intensität derselben, habe ich bereits hingewiesen. Wir werden in den nächsten Jahren ganz neue Berufsbilder entwickeln müssen, um der Bedrohung Herr zu werden. Erwähnt sei hier z.B. die Notwendigkeit von Untersuchungen bei freilandbeschäftigten Personen, die einer Lichtexposition ja nicht 100% ausweichen können. Hier werden zur Zeit die ersten Gehversuche für eine Bewertung des erhöhten Risikopotentials unternommen. Die Berufsgenossenschaften sind aufgefordert, schon im Vorfeld dafür zu sorgen, daß diese Mitarbeiter über Lichtschutz etc. ausreichend aufgeklärt werden.

2.20 Minder-/Mehrpigmentierungen der Haut

Häufig suchen in den Sommermonaten entsetzte junge Damen den Hautarzt auf, die plötzlich im Gesicht, aber auch an anderen Körperstellen eine vermehrte Pigmentierung der Haut festgestellt haben. Die Ursachen sind mannigfaltig, so kann z. B. die Anwendung von Anti-Baby-Pillen (Östrogenen) zu sogenannten Melasmen, d. h. Überpigmentierung der Haut führen. Auch die Schwangerschaft ist eine mögliche Ursache oder der Kontakt mit photosensibilisierenden/phototoxischen Stoffen wie z. B. Bärlapp-Gewächsen, die nach Hautkontakt zunächst eine lokale Rötung mit Blasenbildung, später eine längere Zeit andauernde vermehrte Pigmentierung im Bereich der Kontaktstellen hervorrufen können.

Pityriasis versicolor

Wo vermehrte Pigmentierung auftreten kann, gibt es auch das Gegenteil. Eine wichtige Stellung nimmt hier der sogenannte „Weißfleckenpilz" (Pityriasis versiculor) ein, der bei nicht belichteter Haut zu einer vermehrten Braunfärbung insbesondere am Rücken und den Schläfenpartien führen kann. Verbringt der Patient aber seinen Sommerurlaub, kehrt sich das Problem um und der Pilz wirkt als eine Art Sonnenschirm, unter dem es zu keiner Pigmentierung kommt. Die Folge ist die sogenannte Weißfleckenkrankheit, bei der ganze Hautareale nicht mehr dunkel pigmentieren und ein „zebraähnlicher Zustand" entsteht. Die Lösung ist einfach, die Therapie besteht in Antipilz-Medikamente enthaltenden Duschbädern klassischer Weise (Epi-Pevaryl p.v.), und die Pigmentierung der Haut schwindet mit der nachfolgenden zunächst milden Sonnenbestrahlung. Im Gegensatz dazu steht eine hautimmunologisch, d. h. durch eine Fehlreaktion des Immunsystems verursachte Erkrankung, die sogenannte Vitiligo, die ebenfalls als „Weißfleckenkrankheit" bezeichnet wird. Hier kommt es zu einer Zerstörung der Pigmentbildner. Zunächst zeichnen sich im Bereich der Augen, der Handrücken, des Genitales weiße Flecken ab, die langsam an Größe zunehmen und zu einem ausgesprochen scheckigen Aussehen der Haut führen können. Die Haut ist vermehrt strahlensensibel, es können böse Sonnenbrände auf den Arealen auftreten, die in Folge des Mangels an Pigmentbildnern nun der Strahlung ohne Schutz ausgesetzt sind. Hier ist eine intensive Lichtschutzberatung angesagt, es empfehlen sich hohe Sonnen- und Lichtschutzfaktoren, die auch wasserfest sind (z. B. Daylong 16). Ich habe gute Erfahrungen damit gemacht, den Patienten einer milden Reizbestrahlung im UVA-Bereich auszusetzen, hier kommt es zu einem langsamen Repigmentieren der Haut. Unterstützt werden kann dieses Vorgehen noch durch die orale Einnahme von Phenylalanin. Diese Therapie sollte nur unter hautärztlicher Bewachung durchgeführt werden. In jedem Fall ist eine genaue hautfachärztliche Analyse der Problematik unumgänglich. Ein Zusammenhang mit Schwermetallbelastungen des Körpers konnte nicht mit Sicherheit nachgewiesen werden, wird aber in einzelnen Publikationen diskutiert (vergleiche hierzu: Daunderer, „Umwelttoxikologie").

Nicht verschweigen möchte ich ein Problem der Tennissportler: Insbesondere bei abrupten Abbremsbewegungen kommt es zu Einblutungen im Fersenbereich, der sogenannten Black Heel, die des öfteren schon von Kollegen fehlgedeutet wurden und zu chirurgischen Aktivitäten Anlaß boten. Es ist nichts weiter als eine lokale Einblutung im Fersenbereich, die sich im Lauf von Wochen wieder auflöst. Gleiches beobachtet man bei plötzlichen Verletzungen des Fußnagels wie z. B. stumpfen Verletzungen durch einen fallenden Hammer, wonach ein schwarzes Nagelbett über Wochen vorhanden ist, welches langsam mit der hochwachsenden Nagelplatte wieder verschwindet. Sollte es hierzu Fragen geben, sollte man sofort seinen Hautarzt aufsuchen, da die Differentialdiagnostik immer Melanom beinhaltet.

2.21 Haarausfall

Über dieses Thema könnte man ohne weiteres ein eigenes Buch schreiben. Um dies abzukürzen, habe ich Ihnen in der Folge aussagekräftige Übersichten eingebaut, deren gemeinsames Ganzes heißt: rechtzeitig einen Fachmann aufsuchen! Die differentialdiagnostische Abklärung der verschiedenen Formen ist derart kompliziert und erfahrungsabhängig, daß nur Ihr Hautarzt entscheiden kann, woran es wirklich mangelt.

Hier nur einmal mögliche medikamentöse und im Anschluß Ursachen eines vernarbenden Haarausfalls.

Übersicht 5. Arzneimittel und chemische Substanzen als Ursache von diffuser Alopezie (Auswahl)

- Antikoagulanzien: Heparin, Heparinoide, Kumarine
- Antikonvulsiva
- Carbamazepin
- β-Rezeptorenblocker: Nadolol, Propranolol
- Hormone: Danazol, Testosteron
- Lipidsenker: Bezafibrat, Clofibrat, Fluorobutyrophenon
- Schwermetalle: Blei, Quecksilber, Thallium
- Thyreostatika: Methylthiourazil, Thiamazol
- Vitamine und Vitaminabkömmlinge: Vitamin A, Retinoide
- Zytostatika: Azathioprin, Kolchizin, Cyclopheosphamid, Methotrexat, Vinkaalkaloide
- Andere: Allopurinol, Cimetidin, Levodopa, Selen
- Trizyklische Antidepressiva

Übersicht 6. Ursachen von narbiger Alopezie

- Genetisch determinierte Erkrankungen: Dyskeratosis follicularis, Follikelhamartom, Epidermolysis bullosa hereditaria dystrophica, Ichthyosis congenita, Incontinentia pigmenti, Porokeratosis Mibelli
- Physikalische Schädigungen: Ionisierende Strahlen, Mechanische Verletzungen, Verätzung, Verbrühung, Verbrennung
- Neoplasien: Adnextumoren, Hämangiom, Maligne Lymphome, Metastasen innerer Tumoren, Spinozelluläres Karzinom
- Nävoide Bildungen: Epidermale Nävi, Naevus sebaceus, Syringocystadenoma papilliferum
- Infektionskrankheiten: Furunkel, Karbunkel, Lepra, Lues III, Lupus vulgaris, Perifolliculitis abscedens et suffodiens, Tiefe Trichophytie, Zoster
- Andere Dermatosen: Amyloidose der Haut, Eosinophile Pustulose, Erosive pustulöse Dermatose der Kopfhaut, Graft-versus-host-Reaktion, Lichen sclerosus et atrophicus, Lichen ruber planopilaris, Lupus erythermatodes chronicus discoides, Sklerodermie, Vernarbendes Pemphigoid

Nun gibt es nicht nur Patienten, die unter zu wenig Haaren leiden. Auch zuviel ist – vor allem optisch – störend. Mit Umweltmedizin hat dieses Problem aber nichts zu tun, wie die folgende Tabelle zeigt:

Tabelle 17. Vermehrte Körperbehaarung durch äußerlich oder innerlich zugeführte Arzneistoffe

ACTH	Hexachlorbenzol
Topische Androgene	Interferone
Benoxaprofen	Minoxidil
Cyclosporin A	D-Penizillamin
Danazol	Phenytoin
Diazoxid	Psoralene
Feneterol	Streptomyzin
Glukokortikosteroide	

3 Auslöser von Umwelterkrankungen

Schadstoffe, das sind tausende, ja Millionen von unterschiedlichen Partikeln, deren Mehrheit uns heute in ihrer schädlichen Wirkung noch gar nicht bekannt ist. Einen groben Überblick über bekannte Schadstoffquantitäten und -qualitäten bieten die Tabellen 18. u. 19.

3.1 Smog

Das Wort „Smog" ist abgeleitet aus dem Englischen „Smoke" und „Fog", wobei damit ursprünglich nur eine Dunstglocke im Winter über größeren Städten und industriellen Ballungsgebieten gemeint war, die sich dann bildet, wenn die in der Luft enthaltenen Schadstoffe bei einer Inversionswetterlage (sprich kaum Wind und stabile Schichtung der Luft) nicht aufsteigen können. Je nach Art und Jahreszeit sprich man von "London-Smog", d.h. durch hohe Konzentrationen von Schwefel- und Stickstoffverbindungen sowie Staub aus Hausbrand, Verkehrs- und Industriegasen entstandenem Smog und von „Los-Angeles-Smog", der unter Einwirkung von Sonnenlicht und bei extrem vorhandenen Autogasen entsteht. Medizinisch gefürchtet ist die massive Zunahme von Atmungsbeschwerden (Asthma) bis hin zum stark gehäuften Auftreten von Todesfällen bei Problempatienten (Killer-Smog!).

Tabelle 18. Schadstoff-Emissionen nach Sektoren (ohne natürliche Quellen) in den alten (ABL) und neuen (NBL) Bundesländern im Jahr 1990 in 1.000 t/a

	ABL	NBL
Stickstoffoxide[1]		
– Energieverbrauch	2.590	630
– Kraft- und Fernheizwerke	340	270
– Industrie	240	70
– Kleinverbraucher	35	4
– Haushalte	75	6
– Verkehr[2]	1.900	270
– Industrie-Prozes	16	–
Schwefeldioxid	940	4.750
– Energieverbrauch	850	4.745
– Kraft- und Fernheizwerke	320	3.750
– Industrie	320	490
– Kleinverbraucher	50	90
– Haushalte	85	370
– Verkehr2	75	45
– Industrie-Prozesse[3]	90	–
Kohlenmonoxid	8.200	3.800
– Energieverbrauch	7.565	3.810
– Kraft- und Fernheizwerke	45	730
– Industrie	730	430
– Kleinverbraucher	110	230
– Haushalte	580	1.150
– Verkehr[2]	6.100	1.270
– Industrie-Prozesse[3]	610	–
Staub	450	1.850
– Energieverbrauch	330	1.841
– Kraft- und Fernheizwerke	25	1.050
– Industrie	18	550
– Kleinverbraucher	6	50
– Haushalte	25	160
– Verkehr[2,4]	76	31
– Schüttgutumschlag	180	–
– Industrie-Prozesse[3]	130	–

[1] berechnet als NO₂
[2] Straßenverkehr einschl. Land-, Forst- und Bauwirtschaft, Schienen-, Wasser- und Luftverkehr
[3] einschl. energiebedingter Emissionen
4 nur Abgasemissionen
– keine Angaben

Tabelle 19. Emissionsquellen der wichtigsten Luftschadstoffe

Haushalte (Feuerstätten für feste und gasförmige Brennstoffe, Ölfeuerstätten)
Feste Schadstoffe: Ruß, Staub, Teer (und Teerdämpfe)SO_2,
Gasförmige Schadstoffe: H_2S, NO, NO_2, CO, Formaldehyd (HCHO)

Bariumphosphat (BaP)-Emissionen durch Kleinfeuerungsanlagen von Privathaushalten! Cadmium (Cd)-Emission durch Betrieb häuslicher Ölfeuerstätten!

Verkehr (Emissionen von Verbrennungsmotoren)

Verbrennungsprodukte	Neben Kohlendioxid und Wasser, Sauerstoff und Stickstoff
Als Schadstoffe	Kohlenmonoxid, Schwefeldioxid, Stickoxide, Aldehyde, unverbrannte Kohlenwasserstoffe, Bleiverbindungen, Rußmasse

Dieselrußpartikel als Hauptursache für kanzerogenes Risiko durch Abgase des Straßenverkehrs.

Emmissionen aus dem **Flugverkehr** enthalten im wesentlichen dieselben Schadstoffe wie die aus dem Lkw- und Pkw-Verkehr (Nox, KW und Wasserdampf, CO, CO_2, Ruß)

Industrie und Gewerbe	Vielfältige Luftverunreinigungen aus unterschiedlichen Stoff- und Quellenarten (gasförmige anorganische Stoffe, Mineralsäuren, einfache organische Stoffe, Mineralsäuren, einfache organische Stoffe, geruchsintensive Stoffe, PAH, staubförmige Stoffe und Stoffgemische)

Kraftwerke (Energieumwandlungsanlagen)

Kohle	Neben Kohlendioxid und Wasser Flugstaub und SO_2-Emissionen, Stickoxide und Spurenstoffe (Fluoremissionen)
Öl	(Brennstoffabhängig) SO_2 und SO_3 (prozeßabhängig) CO, O_2, unverbrannte KW, Feststoffe
Erdgas	Vor allem Stickoxide

Müllverbrennungsanlagen
Anorganische Gase: SO_2, HCl, HF, NO_2, CO
Tox. relevante Metallverbindungen: Pb, Cd, As, Cr, Hi, Hg
Organische Verbindungen: PAH, Benzol und Chlorbenzole/-phenole, PCB, PCDD und PCDF

Auslösung von Smog-Alarm

Aufgrund der jeweiligen Smog-Verordnung der Bundesländer treten bei austauscharmen Inversionswetterlagen (Temperaturumkehr in einer Luftschicht, Untergrenze tiefer als 700 m, Windgeschwindigkeit bis zu 3 m/s, voraussichtliche Dauer länger als 24 Stunden) und Überschreiten der in Tabelle 20 aufgeführten Konzentrationswerte entsprechende Vorwarn-bzw. Alarmstufen in Kraft. Die in den Smog-Verordnungen länderspezifisch in Abhängigkeit von der jeweiligen Vorwarn- bzw. Alarmstufe festgelegten Maßnahmen reichen von einfachen Hinweisen an die Bevölkerung über die Verpflichtung zur Verwendung schwefelarmer Brennstoffe und zur Begrenzung von Innenraumtemperaturen bis hin zu Betriebsverboten und generellen Fahrverboten.

3.2 Ozon

Ozon, das aus drei Sauerstoff-Atomen besteht, ist ein unsichtbares und giftiges Gas. In geringen Mengen ist es als natürliches Gas in der Atemluft vorhanden (d.h. weniger als 100 µg/m^3). Je nach Konzentration riecht Ozon würzig, metallisch oder stechend. Da Ozon Bakterien und andere Erreger abtötet, nutzt man es auch zur Desinfektion von Operationsräumen oder Trinkwasser. Dieses Ozon hat mit dem Sommersmog nichts zu tun, denn 90% des Ozons befindet sich in der Ozonschicht oberhalb von 15 km innerhalb der Stratosphäre. Dort schützt es unsere Erde vor der schädlichen ultravioletten Strahlung. Nur die restlichen 10% des Ozons befinden sich in den unteren Schichten, d.h. der Troposphäre, und nur sie tragen zum Sommersmog bei. Man könnte das Ozon als die „Leitsubstanz" des Sommersmogs ansehen, der sich ja aus einer Reihe anderer Schadstoffe zusammensetzt. Auch am Boden entsteht es unter Einwirkung von Sonnenlicht, wobei seine Produktion von Stick-

Tabelle 20. Konzentrationswerte zur Auslösung von Smog-Alarm bei austauscharmen Wetterlagen

Vorwarn-stufe mg/m^3	1. Alarmstufe mg/m^3	2. Alarmstufe mg/m^3	Meßbedingungen
1,1	1,4	1,7	24-Stunden-Mittelwert und der letzte 3-Stunden- Mittelwert der Summe der Konzentration von SO_2 und dem zweifachen der Schwebstaubkonzentration
0,6	1,2	1,8	SO_2 (3-Stunden-Mittelwert)
0,6	1,0	1,4	NO_2 (3-Stunden-Mittelwert)
30	45	60	CO (3-Stunden-Mittelwert)

stoffoxiden und flüchtigen Kohlenwasserstoffen unterstützt wird: Ozon ist also ein Sekundärschadstoff. Hauptverursacher für die Stickstoffoxide ist der Verkehr mit einem Anteil von 70% und größere Industriefeuerungsanlagen und Kraftwerke mit ca. 25%. Die flüchtigen Kohlenwasserstoffe stammen dagegen zu 50% aus dem Verkehr und zu 35% aus der Lösemittelverwendung wie Farben und Lacken. Durch die in Deutschland durchgesetzten Maßnahmen zur Luftreinhaltung werden heute rund 600.000 Tonnen Stickstoffoxide und 600.000 Tonnen flüchtige Kohlenwasserstoffe weniger ausgestoßen als es noch 1980 der Fall war.

Nach einer Einschätzung der Weltgesundheitsorganisation (WHO) kann man davon ausgehen, daß eine Ozonbelastung bis zu 100 Mikrogramm je Kubikmeter selbst von sehr empfindlichen Personen ohne Beschwerden verkraftet wird. Und nach Angaben des Deutschen Sportärztebundes sind für Sport und Spiel bei Ozonkonzentrationen bis 180 Mikrogramm je Kubikmeter keinerlei Einschränkungen erforderlich.

Hier nun einige Tips:

- Vernünftiges Verhalten im Hinblick auf hohe Außentemperaturen ist auch vernünftig im Hinblick auf erhöhte Ozonkonzentrationen. Werden Aktivitäten draußen wegen zu großer Hitze vermieden, wird auch die Ozonaufnahme drastisch reduziert.
- Sport und schwere körperliche Arbeit sollten bei Ozongefahr während der Mittags- und frühen Nachmittagsstunden vermieden werden.
- Leistungssportler können sich auch an ozonhaltigen Tagen länger und gefahrloser belasten, da sie durch ihre geschulte Atemtechnik weniger Ozon aufnehmen. Trotzdem ist es an solchen Tagen angebracht, nur im unteren Bereich der Ausdauerleistungsfähigkeit zu trainieren.
- Asthmakranken wird empfohlen, zur Zeit erhöhter Ozonbelastung jede Anstrengung im Freien zu vermeiden.
- Sportstunden für Schüler sollten möglichst in die Zeit der niedrigsten Ozonkonzentration (Vormittag) gelegt werden. Gleiches gilt für Sportveranstaltungen, wenn Ausdauerleistungen gefordert sind.
- Ab einer Ozonkonzentration von 180 Mikrogramm je Kubikmeter wird Personen, die empfindlich auf Luftschadstoffe reagieren, geraten, insbesondere ungewohnte und starke Anstrengungen im Freien am Nachmittag zu vermeiden.
- Ab 360 Mikrogramm Ozon je Kubikmeter wird der gesamten Bevölkerung empfohlen, langandauernde, körperliche Anstrengungen im Freien nachmittags zu vermeiden.

3.3 Ein guter Geruch ist noch lange keine saubere Luft

Ein blauer Himmel, eine klare Sicht bedeuten heutzutage noch lange keine saubere Luft. Viele Schadstoffe sind mit Auge oder Nase nicht wahrnehmbar. Um die wahre Luftverschmutzung zu erfassen sind physikalische Messungen notwendig.

Die natürliche Zusammensetzung der Lufthülle ist seit Millionen Jahren – unterbrochen durch Naturkatastrophen – unverändert. Es herrscht quasi ein Selbstreinigungsprozess, der als eine Art Natur-Recycling dient. Durch das Auftreten des Menschen und den Beginn der Industrialisierung ist es durch sogenannte zivilisatorische Aktivitäten zum Einbringen von Luftschadstoffen in diesen Kreislauf gekommen. Abgase, die mit über 80% der gesammten Schadstoffemissionen in Gebieten mit hoher Industrie- und Verkehrsdichte an der Spitze der Luftschadstoffe liegen, stammen aus Verbrennungsprozessen (Dampfkraftwerken, Kesselanlagen für Industrie und Gewerbe, Verkehr, Heizungen). Der hierbei entstehende Wasserstoff stellt im Gegensatz zum entstehenden Kohlenstoff kein Problem dar. Der Kohlenstoff wiederum verbrennt zu CO_2, was an sich einer der Zwischenbestandteile der Luft ist und von den Pflanzen zur Biosynthese benötigt wird. In Folge der massiv gestiegenen Verwendung fossiler Brennstoffe kommt es in Verbindung mit anderen Luftschadstoffen zu dem sogenannten Treibhauseffekt mit globaler Erwärmung. Bereits 1995 wurde seitens der Regierung der Malediven die Befürchtung geäußert, daß bei einem Anstieg des Weltwasserspiegels um nur einen Meter eine massive Reduktion der Landfläche dieser Inselgruppe die Folge wäre, da diese nur ein bis zwei Meter aus dem Ozean herausragen. Gerechterweise müßten dann die Erzeuger dieses Treibhauseffektes die Menschen aufnehmen, die als Folge vom Anstieg des Meeresspiegels betroffen sind. Ob dies in unserer heutigen Verfassung ungeteilten Beifall finden würde, sei dahin gestellt.

Die Verbrennung von Kohlen und Heizöle erfolgt nie vollständig, denn sie enthalten Schwefel, bei dessen Verbrennung SO_2 entsteht, der wichtigste Luftschadstoff. Desweiteren finden sich bei Müllverbrennungsanlagen in großen Mengen Stickoxyde, Schwermetalle und Feinstäube. Bei chemischen Prozessen kommt es zur Bildung von Kohlenwasserstoffen, Ammoniak, Schwefelwasserstoff und Schwefelkohlenstoff. Die Landwirtschaft wiederum versorgt uns mit Edelgasen sowie Methan (auch aus Mülldeponien und Gasnetzen).

Messung von Luftschadstoffen

Diese Luftschadstoffe werden heute an verschiedenen Stellen automatisch registriert und sind per EDV rasch und zentral abfragbar. Für den Mediziner wichtig sind längerfristige Expositionen, wie sie z. B. am Arbeitsplatz oder in der Nähe von Kraftwerken bei Einwohnern entstehen. Hier haben sich die sogenannten Bioindikatoren bewährt, die entsprechende Schadstoffe akkumulieren.

Es hat sich mittlerweile in vielen Orten eingebürgert, daß die aktuellen Meßwerte in Tageszeitungen bekannt gegeben werden, teilweise finden sich Meßstationen bzw. Anzeigetafeln auf öffentlichen Plätzen (z.B. in Heidelberg auf dem Bismarckplatz). Die Medien werden zumeist oberhalb von sogennanten Grenzwerten aktiviert und publizieren dann die regional gültigen Ozonwerte. Grenzwerte – darüber muß man sich bewußt sein - sind letztendlich Werte, die durch Anhörung von Sachverständigen festgelegt wurden, im Prinzip aber ein verbleibendes Restrisiko beinhalten, das von der Politik in dieser oder jener Höhe zu verantworten ist. Daß sich die deutsche Ärzteschaft aus dieser Diskussion bisher weitgehend herausgehalten hat, ist sicher kein Ruhmesblatt. Die Kollegen in Österreich können in Ihrer Funktion als Sprengelarzt zumindest ihr Veto gegen umweltgefährdende Projekte einlegen.

Was tut man gegen die massive Steigerung des Schadstoffausstoßes? Zum einen wird der SO_2-Ausstoß durch Senkung des Schwefelgehaltes der Heizöle bei großen Dampfkesseln entschärft. Hinzu kommt der massive Einsatz von Erdgas als fossilem Brennstoff. Die ausgeschiedenen Stäube werden insgesamt durch immer bessere Filteranlagen zurückgehalten, gleiches geschieht mit imitierten Schwermetallen. Zusätzlich wurde die Bleikonzentration durch die Verwendung von bleifreiem Benzin wirksam reduziert. Im Gegensatz zu diesen Ansätzen hat sich im Bereich der Stickoxyde und Kohlenwasserstoffe noch keine durchgreifende Besserung angekündigt. In der modernen Gesellschaft ist der Straßenverkehr der Hauptverursacher für die Stickoxyd-Belastung. Die Ausstattung der Benzinpersonenkraftwagen mit Katalysatoren hat zwar im Einzelfall zu einer Verringerung der Emission geführt, da der gesamte Verkehr aber noch zunimmt, ist bisher nur ein Stillstand der Gesamtemission erreicht worden. Lediglich das österreichische Bundesland Tirol hat durch das 1990 verhängte Nachtfahrverbot für LKWs eine deutlich positive temporäre Wirkung zu verzeichnen. Ähnliches gilt für die Kohlenwasserstoffe. Neben den Verursachern ist häufig auch die Großwetterlage von Bedeutung. Im Bereich der Emission aus Abgasen von Kfz ist die Diskussion über Pro und Contra von Dieselkraftstoffen oft widersprüchlich und – da von Interessengruppen geprägt – oft schwer durchschaubar.

Zur Meinungsbildung ist folgender Artikel aus der FAZ übernommen (Dienstag, 22.8.95 von Gerold Lingnau)

Dieselruß kein Krebs-Risiko. Es gibt keinerlei gesicherte Erkenntnisse darüber, daß Dieselruß in den Konzentrationen, die im Straßenverkehr üblich sind, für den Menschen ein Lungenkrebs auslösender Faktor ist. Zu dieser Schlußfolgerung kommt die Studie „Diesel Exhaust: A Critical Analysis of Emissions, Exposure, and Health Effects", die vom amerikanischen

Health Effects Institute in Cambridge (Massachusetts) im April 1995 veröffentlicht worden ist. Sein Präsident Daniel S. Greenbaum hat sie dieser Tage in Bonn vorgestellt. Der Arbeit der Diesel Working Group des Instituts kommt auch hierzulande beträchtliche Bedeutung zu: zum einen, weil der Dieselmotor als Schlüsseltechnik für neue, weit sparsamere Fahrzeug-Generationen gilt (Stichwort Drei-Liter-Auto), zum anderen, weil das Umwelt-Bundesamt in Berlin nicht müde wird, ihn unter Hinweis auf Forschungsergebnisse an Ratten als Gesundheitsrisiko hinzustellen. Die Working Group hat sich – unter finanzieller Hilfe, aber nicht unter dem Einfluß der amerikanischen Bundes-Umweltschutzbehörde EPA – mit allen nur zugänglichen Quellen zum Thema befaßt. Sie kommt dabei zu dem Schluß, daß es äußerst bedenklich ist, fehlende Untersuchungsergebnisse am Menschen durch Extrapolation von Erkenntnissen aus Ratten-Labortests zu ersetzen. Ratten seien die Tierart, die mit großem Abstand am empfindlichsten auf Diesel-Emissionen reagiere. In den Versuchungen seien Ratten lebenslang 35 Wochenstunden und mehr Dieselruß-Konzentrationen von 2000 bis 10000 Mikrogramm je Kubikmeter Luft ausgesetzt gewesen. Diese Konzentrationen seien um etwa drei Größenordnungen höher als jene, die in der realen Atmosphäre gemessen wurden (1 bis 10 Mikrogramm). Modellrechnungen hätten ergeben, daß diese realen Werte beim Menschen nicht einmal bei kontinuierlicher Einwirkung den Lungenreinigungs-Mechanismus ähnlich wie bei den Ratten außer Funktion setzen könnten. Das wäre frühestens bei pausenloser Beeinflussung mit 100 bis 200 Mikrogramm zu befürchten – einem Szenario, das selbst für Arbeiter im unmittelbaren Einflußbereich von Diesel-Abgas unwahrscheinlich sei. Bei einer Einwirkungsdauer von je acht Stunden an fünf Tagen in der Woche liege die Gefährdungsgrenze sogar erst bei 500 bis 1000 Mikrogramm; solchen Konzentrationen seien allenfalls einige Bergleute unter Tage ausgesetzt. Die Studie betont auch, daß sich die Qualität des Diesel-Abgases in den vergangenen 30 Jahren entscheidend verbessert habe."

Soweit diese Quelle. Jeder muß selbst entscheiden, wem er was glaubt.

3.4 Boden

Die Aufnahme von Schadstoffen wie Schwermetalle oder Dioxine erfolgt in nennenswerter Weise vor allem bei spielenden Kleinkindern über Mund und Haut.

Bisher liegen in der Bundesrepublik für dieses Umweltmedium (außer Bodenschutzgesetzen in einzelnen Bundesländern) keine rechtsverbindlichen Wertsetzungen, sondern nur eine Reihe von Empfehlungen zur Beurteilung von Bodenverunreinigungen vor. Konzentrationswerte aus anderen, z.B. abfallrechtlichen Bezügen, sollten nicht zur Beurteilung herangezogen werden. Besondere Schwierigkeiten bei der umweltmedizinischen Bewertung stellen die sehr heterogene Struktur dieses Umweltmediums und die Erfordernis einer streng schutzgut- (z.B. spielende Kleinkinder) und nutzungsbezogenen Beurteilung dar. Wenn Sie ihren Arzt nun fragen, nach welcher Belastung welches Krankheitsbild auftritt, wird er passen müssen. Oder? Gab es da nicht Seveso, wo spielende Kinder sich mit Dioxinen kontaminierten und massive Akneschübe erlitten? Ohne genaue Kenntnis der Umstände einen Zusammenhang herzustellen, ist nicht möglich. Ohne Engagement der Eltern, die eine minutiöse Beobachtung der kindlichen Gewohnheiten erfordert, und ohne eine konsequente Befragung seitens des oder der beteiligten Ärzte inklusive Beantwortung eines standardisierten Fragebogens hat man kaum eine Chance, Ursachen ungewöhnlicher Hautreaktionen festzustellen. Blutanalysen helfen nur weiter, wenn man weiß, wonach man sucht.

Tabelle 21. Richtwertempfehlungen der Bund-Länder-Arbeitsgruppe DIOXINE

Nutzung	Richtwert in ng I-Teq/kg mT	Empfehlung
Kinderspielplätze	> 100	Schutz- und Sanierungsmaßnahmen nach den Erfordernissen des Einzelfalles (z.B. Versiegelungs- bzw. Immobilisierungsmaßnahmen, Bodenaustausch bis 10 cm unter Störtiefe)
Siedlungsgebiete	> 1.000	Schutz- und Sanierungsmaßnahmen nach den Erfordernissen des Einzelfalles
Unabhängig vom Standort	> 10.000	Schutz- und Sanierungsmaßnahmen nach den Erfordernissen des Einzelfalles
Landwirtschaftliche und gärtnerische Bodennutzung (3 Richtwerte)	< 5	Nutzung ungeprüft möglich
	5–40	Prüfungsaufträge im Sinne der Vorsorge: emissionsmindernde Maßnahmen; bei Verdacht auf erhöhten Gehalt in Lebensmitteln, kritische Nutzungen (z.B. Weidewirtschaft, bodennahe Kleintierhaltung) durch weniger kritische ersetzen. Bei Anbau von Feldfutterarten ohne Einschränkung, jedoch starke Verunreinigung mit Bodenpartikeln durch geeignete Erntetechniken oder Aufbereitungsverfahren (z.B. Waschen) verhindern. Anbau von Lebensmitteln für den menschlichen Verzehr ohne Einschränkung, z.B. bodennahes Blattgemüse jedoch gut waschen.
	> 40	Kein Anbau bodennah wachsender Obst- und Gemüsearten, bodennah wachsender Feldfutterarten sowie keine bodengebundene Nutztierhaltung (möglichst nur Anbau von Pflanzen mit bekanntermaßen minimalem Dioxontransfer)

Empfehlungen der Bund-Länder-Arbeitsgruppe zu DIOXINE sind nutzungsbezogene Richtwerte für Böden, Rahmenempfehlungen für die Bodennutzung und Sanierungsmaßnahmen kontaminierter Flächen bei Verunreinigung mit Dioxinen/Furanen (PCDD/PCDF). Eine Bodenbelastung < 5 ng I-TEq/kg mT (I-TEq = internationale Toxizitätsäaquivalente nach NATO/CCMS) wird als Zielgröße im Sinne des vorsorgenden Handelns angestrebt, wobei Verschlechterungen der Belastungssituation zu vermeiden sind.

Desweiteren haben die verschiedenen Bundesländer Werte für einzelne Stoffe im Bereich des Bodens festgelegt, die in Tabelle 22 auszugsweise genannt werden.

3.5 Trinkwasser

Unser Lebenselexier. Trinken wir zu wenig, wird die Haut faltig, alt, devital. Zwei Liter Wasser pro Tag sind das Minimum. Schadstoffe im Wasser sind mittlerweile überall vorhanden, die Frage ist nur in welcher Konzentration.

Grenzwert der Trinkwasserverordnung

Es handelt sich um rechtsverbindliche Grenzwerte, die entsprechende Anforderungen an die Beschaffenheit von Trinkwasser und Brauchwasser für Lebensmittelbetriebe stellen. Andere als die in der unten stehenden Tabelle aufgeführten Stoffe dürfen darüber hinaus im Trinkwasser nicht in Konzentrationen enthalten sein, die geeignet sind, die menschliche Gesundheit zu schädigen (Quelle: Verordnung über Trinkwasser und über Wasser für Lebensmittelbetriebe vom 22.5.1986 in der Fassung vom 4.12.1990, BGBl.I S.2612, 1991).

Tabelle 22. Wertsetzungen für den Bereich Boden

Nutzung	Berlin Prüfwert mg/kg mT	Bremen Einschreitwert mg/kg mT	Hamburg D-Prüfwert mg/kg mT	Hamburg A-Prüfwert mg/kg mT	Nordrhein Richtwert I mg/kg mT	Nordrhein Richtwert II mg/kg mT	Niederlande Prüfwert mg/kg mT	Niederlande Sanierungswert mg/kg mT
	Kinderspielplatz	Kinderspielplatz	Wohngebiet		Kinderspielplatz		Allgemein	
Blei	200	100	500	3.000	200	1.000	150	600
Kadmium	3	2	40	40	2	10	5	20
Chrom	150	50	200	500	50	250	250	800
Quecksilber	2	0,5	10	200	0,5	10	2	10
Arsen	40	10	100	100	20	50	30	50
Kupfer	*	*	(500)	3.000	–	–	100	500
Nickel	–	20	400	(4.000)	40	200	100	500
Zink	–	100	2.000	2.000	–	–	500	3.000
Cobalt	–	–	–	–	–	–	50	300
Molybdän	–	–	–	–	–	–	40	200
Thallium	–	0,2	–	–	0,5	10	–	–
Cyanid	60	4	–	–	–	–	50	500
Fluor	400	–	–	–	–	–	400	2.000
PAK (#)	1	0,5	–	–	–	–	20	200
BaP (#)	0,1	0,05	–	–	–	–	1	10
PCB (#)	3	1	–	–	–	–	8	80
Phenole	30	–	–	–	–	–	–	–
Per (#)	*	–	–	–	–	–	–	–
Benzol	*	–	–	–	–	–	–	5
Toluol	*	–	–	–	–	–	0,5	30
Xylole	*	–	–	–	–	–	3	50
							5	

mT = Trockenmasse Boden, ( ) = Wert nicht statistisch gesichert. * = eine sinnvolle toxikologische Ableitung ist nicht möglich; bzw. für eine Ableitung unzureichende Datenlage. # = PAK = Polyzyklische Aromatische Kohlenwassertoffe, BaP = Benzo(a)-pyren, PCB = Polychlorierte Biphenyle, Per = Perchlorethylen. – = keine Wertangaben

Tabelle 23. Grenz- und Leitwerte im Bereich Trinkwasser

	Trinkwasserverordnung Grenzwert (mg/l)	WHO Leitwert (mg/l)
Blei	0,04	0,05
Kadmium	0,005	0,005
Chrom	0,05	0,05
Quecksilber	0,001	0,001
Nickel	0,05	–
Zink	–	5
Kupfer	–	1
Mangan	0,05	0,1
Arsen	0,01 (1)	0,05
Cyanid	0,05	0,1
Fluorid	1,5	1,5
Nitrat	50	10
Nitrit	0,1	–
Polyzyklische Aromatische Kohlenwasserstoffe	Insgesamt 0,0002	
Tetrachlormethan	0,003	0,003
Organisch-chemische Stoffe zur Pflanzenbehandlung und Schädlingsbekämpfung einschließlich ihrer toxischen Hauptabbauprodukte und Polychlorierte, polybromierte Biphenyle und Terphenyle[1]	Insgesamt 0,0005 Einzelsubstanz .0001	
Antimon[1]	0,01	–
Selen[1]	0,01	0,01
Silber	0,01	–
Benzol	–	0,01
Hexachlorbenzol	–	0,00001
Pentachlorphenol	–	0,01

[1] Keine periodischen, sondern nur besondere Untersuchungen nach Trinkwasserverordnung (Aus „Praktische Umweltmedizin" herausgegeben von A. Beyer und D. Eis, Springer-Verlag, Heidelberg).

Bei den festgelegten Leitwerten handelt es sich um - nicht rechtsverbindliche - Anhaltswerte, die Hinweise zur Beurteilung von Kontaminationen geben sollen und bei der Entwicklung nationaler Wertsetzungen herangezogen werden können (s.a. Guidelines for Drinking-Water Quality, World Health Organization, Genf 1984).

3.6 Mineralien und Schwermetalle

Ein Beispiel, wie Umwelterkrankungen auch außerhalb der Ärzteschaft „vermarktet" werden, finden Sie in den Angeboten sogenannter „Umweltapotheken". Hier ein Auszug aus einem Informationsblatt einer Umweltapotheke, das gut zu unserem Thema paßt.

„"Das Haar - ein Spiegel der Gesundheit"
Oft ist eine Störung im Mineralhaushalt des menschlichen Organismus oder eine Überbelastung mit giftigen Schwermetallen der Auslöser für vielfältige Erkrankungen. Derartige Veränderungen spiegeln sich im Mineralstoffgehalt der Haare wieder. Möglicherweise machen sich Störungen im Mineralhaushalt vorerst nur auf unauffällige Weise bemerkbar: Sie sind nicht richtig krank, fühlen sich aber auch nicht gesund und voll leistungsfähig. Dann müssen Mangelerscheinungen ausgeglichen und Belastungen beseitigt werden, damit aus der Störung keine Krankheit wird.
Übrigens, wußten Sie, daß...
...Müdigkeit, Erschöpfung, Schwäche und Schlafstörungen durch Magnesium-, Kalium- oder Kupfermangel ausgelöst werden können?
...entzündliche Hautkrankheiten und verzögerte Wundheilung durch Zinkmangel bedingt sein können?

...Allergien durch Nickel- und Quecksilberbelastungen oder aber Manganmangel verstärkt werden können?

...Unwohlsein, Übelkeit und Appetitverlust durch Arsen-, Cadmium- oder Bleiüberschuß bedingt sein können?

...Zink- und Selenmangel ein erhöhtes Krebsrisiko in sich bergen?

...Infektanfälligkeit oft mit Zinkmangel einhergeht?

...Lernschwierigkeiten, Überaktivität und Verhaltensstörungen bei Kindern häufig auf einen Bleiüberschuß zurückzuführen sind?

...Osteoporose durch Calziummangel und/oder Kupferüberschuß mitbedingt sein kann?

...man bei Gicht häufig einen Molybdänüberschuß feststellen kann?

...Verstopfung durch einen Kaliummangel oder eine Arsenbelastung bedingt sein können?

...Sportler zur Muskelbildung mehr Chrom benötigen?

...Depressionen mit Kupferüberlastungen in Verbindung gebracht werden?

...Übergewicht bei Chrom- und Molybdänmangel nur schwer reduziert werden kann?

...Pilzerkrankungen mit Zinkmangel in Verbindung gebracht werden?

...Zuckerkrankheit und ein zu hoher Cholesterinspiegel oft mit Chrommangel einhergehen?

...Herzerkrankungen, z. B. Rhythmusstörungen oder Angina Pectoris, oft durch Kalium- und/oder Magnesiummangel verstärkt werden?

...Magnesium- und Kaliummangel aber auch für Depressionen und innere Unruhe verantwortlich sein können?

...ein streßreiches Leben zu Magnesiummangel führen kann und umgekehrt Magnesiummangel die Streßanfälligkeit erhöht? "

Der Leser sieht, daß in den Apotheken per Werbung vieles gesagt werden kann und darf, wo dem Arzt als Mediziner und Freiberufler per Berufsordnung die Hände gebunden sind. Was liegt also näher, als Sie durch Lektüre eines Zitates zu animieren, über mögliche körperliche Probleme und deren Ursachen nachzudenken und Ihren Doktor nach persönlichem Rat zu fragen. Sowohl ein Zuviel als auch ein Zuwenig kann Gesundheitsstörungen hervorrufen. Leider oder für den Hersteller glücklicherweise kann man die meisten Mangelerscheinungen nicht definitiv einzelnen Krankheitsbildern zuordnen. Bei Verdacht wirkt Multibionta mit Mineralien Wunder. Eine Blutanalyse durch einen Haut- bzw. Laborarzt sollte vorausgehen. Der Dermatologe kann mittels einer exakten Haarwurzelanalyse ebenfalls die Problematik eingrenzen. Und falls Ihr Partner der gemeinsamen Liebe oder dem, was davon geblieben ist, mit Arsen gerade weiterhilft, ein guter Dermatologe sieht und hilft.

Zahnärztliche Materialien

Metalle und andere Stoffe, die im Mund als Füllungen etc. verwendet werden, bergen stets das Risiko einer möglichen Wirkung auf den Gesamtorganismus in sich. Dies gilt nicht nur für das Amalgam und die damit verbundene Quecksilberbelastung, sondern auch für Fluoride, gold-, kunststoff- und palladiumhaltige Legierungen.

Beispiele für Symptome, die durch allergene und/oder toxische Bestandteile von Dentalmaterialien (Korrosionsprodukte) hervorgerufen werden können:

- Verfärbungen von Hart- und Weichgewebe,
- Geschmacksirritatione n,
- Schleimhautbrennen,
- lokalisierte Parodontopathien, die nicht mit mangelnder Plaquekontrolle korreliert sind,

- unscharf begrenzte Rötungen/Schwellungen/Bläschenbildung,
- lichenoide (weißlich streifige) Veränderungen.

Bei diesem Thema schwingen stets auch deutliche Emotionen mit. Viele Patienten führen psychische Probleme auf die scheinbar greifbaren Verursacher, nämlich Plomben und Legierungen und deren Materialien, zurück. Hier spielen häufig z.B. Hormonmangelsyndrome wie beginnende Menopause oder auch Probleme bei der beruflichen wie privaten Lebensführung eine wichtige Rolle. Nicht zuletzt auch das Zungenbrennen, die sogenannte Glossodynie, wird von vielen Patienten auf schädliche, bei der Zahnversorgung verwendete Materialien, zurückgeführt.

Beispiele für unspezifische Beschwerden, die zwar nicht direkt in einem Zusammenhang mit Dentalmaterialien stehen, die aber im Rahmen von Funktionsstörungen auftreten können:

- Kopfdruck
- Kopfschmerzen/Gesichtsschmerzen
- Schwindelgefühl
- Kloßgefühl
- Zungenbrennen
- Muskelverspannungen

Statt nun klare Kriterien zur Testung bzw. toxikologischen Untersuchung zu erarbeiten, haben die Kassen es bisher versäumt, eine für alle bindende und eindeutige Stellungnahme zur Kostenübernahme abzugeben. Vielmehr ist es einzelnen Fachverbänden, wie z.B. den Allergologen und Toxikologen, vorbehalten, für die Testung und Beurteilung Leitkriterien zu erarbeiten. Wichtig ist, daß die Beschwerdebilder längst nicht alle auf eine Allergie zurückzuführen sind, sondern es häufig viel sinnvoller erscheint, die toxikologische Belastung zu untersuchen. Hierzu müssen die Metalle erst einmal in nachweisbarer Form im Blut oder anderen zugänglichen Körperflüssigkeiten auftauchen. Hier spielt z.b. der Kaugummikautest auf lösbares Quecksilber, welches beim Kauen des Kaugummis aus den Amalgamfüllungen freigesetzt wird und anschließend gemessen werden kann, eine interessante Rolle. Weiterhin lassen sich oft Blutuntersuchungen durchführen, insbesondere dann, wenn man z.B. Schwermetallablagerungen mittels eines sogenannten Chelatbildners aus dem Gewebe löst und dann die Freisetzung gemessen werden kann.

Eine differentialdiagnostische Abklärung unklarer Beschwerden, die auf zahnärztliche Materialien zurückgeführt werden, könnte folgendermaßen ausschauen:

Anamnese / Ärztliches Gespräch
- Können die Symptome Audruck einer bisher nicht erkannten Grunderkrankung sein?
- Können die Symptome durch regelmäßig eingenommene Medikamente hervorgerufen werden?
- Liegt ein Alkohol- oder Medikamentenmißbrauch vor?
- Bestehen Hinweise auf allergische Reaktionen?
- Bestehen Hinweise auf psychische Belastungssituationen?
- Ist die Beschwerdeschilderung glaubwürdig? Nimmt die Abklärung der Kostenfrage bei geplantem hochwertigem Zahnersatz einen besonderen Raum bei der Beschwerdeschilderung ein?

Zahnärztliche Untersuchungen
- Liegen Veränderungen der Mundschleimhaut vor?
- Ergibt die Untersuchung der Mundhöhle Hinweise auf Erkrankungen, die mit den geschilderten Symptomen in Verbindung gebracht werden können?

- Bestehen Hinweise auf Korrosionserscheinungen?
- Können lokale Reizungen nicht in einen Zusammenhang mit einer unzureichenden Plaquekontrolle gebracht werden? Welche Metall-Legierungen befinden sich im Mund?
- Liegen Gebißfunktionsstörungen vor?

Allergologische Untersuchungen
- Liegen unscharf begrenzte Rötungen, Schwellungen, Schleimhautbrennen, lichenoide Veränderungen o.ä. vor?
- Bestehen positive Befunde beim Epikutantest?

Psychiatrische Untersuchungen
- Bestehen Hinweise auf Erkrankungen / Belastungssituationen, die zu den geschilderten Symptomen führen können?

Toxikologische Untersuchungen
- Etablierte Blut- und Urinanalysen ergeben in aller Regel keinen Anhalt auf toxikologisch bedeutsame Belastungen durch zahnärztliche Füllungsmaterialien
- Speicheltests (Kaugummitests) sowie Mobilisatonstests (DMPS) sind zur Diagnostik von „Vergiftungen" durch zahnärztliche Füllungsmaterialien je nach Lage der Dinge durch den Arzt zu empfehlen

Alternative Untersuchungsverfahren
- Anerkannte Verfahren stehen nicht zur Verfügung.

Amalgame

Amalgame sind Legierungen aus Quecksilber, die mit Silber, Zinn und Kupfer sowie Spuren weiterer Metalle vermischt werden. In seltenen Fällen kommt es dabei zu lokalen Kontaktallergien mit Umbau und streifiger, weißlicher Färbung der Wangenschleimhaut. Weiterhin kann es bei Kontakt von Amalgamen mit anderen Metallen in der Mundhöhle zum Auftreten elektrochemischer Reaktionen kommen.

Bezüglich der Abschätzungen von toxischen Effekten müssen die Zustandsformen des jeweils verwendeten Quecksilbers berücksichtigt werden. Zur Herstellung von Amalgam wird flüssiges Quecksilber verwendet. Es wird praktisch nicht resorbiert, passiert den Magen-Darm-Trakt und wird mit dem Stuhl ausgeschieden. Elementares, das heißt gasförmiges Quecksilber tritt in kleinen Mengen aus Amalgamfüllungen aus. Auch bei der Verarbeitung kann es freigesetzt werden. Es löst sich zunächst im Speichelfilm oder verdampft in der Mundhöhle. Das Einatmen derartiger Dämpfe ist im Gegensatz zum Verschlucken von flüssigem Quecksilber gefährlich und deshalb aus toxikologischer Sicht von Bedeutung. Es gelangt nach Inhalation in die Körperorgane. Dort wird es gelöst und erst später zu anorganischem Quecksilber oxidiert. Wegen der kurzen Transportzeit von der Lunge zum Gehirn erreichen Teile des Quecksilbers das Gehirn und lagern sich dort wie auch an Leber und Niere an. Der über der Lunge resorbierte Quecksilberdampf wird nach Umwandlung über den Urin und den Stuhl bei einer Haltbarkeitszeit von rund 60 Tagen(!) wieder ausgeschieden. Anorganisches Quecksilber kann auch direkt durch Korrosionsprozesse aus Amalgamfüllungen freigesetzt werden. Es gelangt durch Verschlucken in den Magen-Darm-Trakt, wo es allerdings wenig resorbiert wird. Die Belastung ist daher deutlich geringer als durch Quecksilberdampf. Das organische Quecksilber (Methylquecksilber) wird toxikologisch als besonders gefährlich eingestuft, es stammt überwiegend aus der Nahrung (Fische).

Quecksilbervergiftung
Chronische Quecksilbervergiftungen führen zu verwaschener Sprache, Gedächtnisschwund, erhöhter Reizbarkeit, Veränderung der Stimmungslage, Nierenentzündungen sowie der Ablagerung eines feinen Quecksilbersaums am Zahnfleischrand. Weiterhin kann ein schneller Lidschlag sowie ein feines Ausschlagen der Finger auftreten. Vorausgehend sind allgemeine Symptome wie Schwächegefühl, schnelle Ermüdbarkeit, Abgeschlagenheit, Appetitmangel, Nervosität etc. Das Risiko einer Amalgam„vergiftung" läßt sich nur schwer abschätzen, was zu den oben beschriebenen Problemen bei der Einschätzung dieses Krankheitsbildes führt. Auf jeden Fall hat das Bundesgesundheitsamt bzw. sein Nachfolger für Schwangere sowie Kleinkinder und Patienten mit Nierenerkrankungen das Verwenden von Amalgam untersagt. Andere Werkstoffe, wie Kunststoffe, die im übrigen auch für Allergien, Antriebs- und Denkstörungen, Darmerkrankungen, Hauterkrankungen, Krebs und psychische Erkrankungen verantwortlich gemacht werden, sind mögliche Ersatzstoffe für Amalgamfüllungen. Allerdings ist hier in vielen Fällen noch nicht die notwendige Haltbarkeit gegeben. Von einigen Autoren wurden Kunststoffe sogar toxischer eingestuft als Amalgam. Gold und Goldlegierungen gelten allgemein als biologisch gut verträglich. Hier muß darauf hingewiesen werden, daß Gold auch als toxisches Schwermetall auftritt. Es führt zu Juckreiz der Haut, Hautrötungen, Hautschuppung sowie Schleimhautreizungen und Nieren- und Leberschädigungen. Auch die bei der medizinischen Versorgung auftretenden möglichen Wirkungen von Korrosionsprodukten müssen in Betracht gezogen werden. Die Befürchtung, daß Patienten mit einer Sensibilisierung auf Nickel auch eine besondere Bereitschaft für allergische Reaktionen auf Palladium zeigen, läßt sich wissenschaftlich nicht beweisen. Vom Bundesgesundheitsamt wurde empfohlen, nur korrosionsbeständige Legierungen, z.B. hochgoldhaltige Edelmetallegierungen, zu verwenden. Die An-

zahl verschiedener Legierungen bei einem Patienten sollte möglichst gering gehalten werden. Auf Lötungen, die generell korrosionsanfälliger sind, sollte weitestgehend verzichtet werden. Die Verarbeitungsvorschriften von Gußlegierungen müssen exakt eingehalten werden.

Bei der Vielschichtigkeit dieses Problems ist ein guter Kontakt zum Zahnarzt und eine Absprache zwischen dem Zahnarzt und dem untersuchenden Allergologen/Umweltmediziner von großer Bedeutung. Gerade durch die hervorragende Kenntnis der verwendeten Werkstoffe sind der Zahnarzt sowie der Allergologe prädestiniert, eine fachlich fundierte Auskunft, Diagnostik und Therapie einzuleiten. Nicht immer werden sich diese Auskünfte allerdings an den Fragestellungen der Krankenkassen orientieren, die ja bisher nur bei Vorliegen einer im Epikutantest nachgewiesenen Allergie gegen Amalgam finanzielleBeteiligung anboten. Mittlerweile gibt es einen festen Zuschuß seitens der Kassen, was die Zahl unnötiger Testungen drastisch abbauen wird. Der Allergologe kann in sinnvoller Zusammenarbeit mit einem Laborarzt Blut- und Urinanalysen auf Metallbelastungen wie Quecksilber durchführen. Weiterhin lassen sich Speichel und Haare untersuchen. Die Normbereiche für Quecksilber liegen bei Blutwerten um 2 µg/l. Im Urin dürfen nur Werte von weniger als 3µg/l erreicht werden. Durch Amalgamfüllungen werden solche Werte in der Regel nicht hervorgerufen.

Empfehlungen, bei einer Amalgam „vergiftung" mit Komplexbildnern Quecksilber aus dem Körper herauszuschaffen, sind problematisch. Durch Verabreichung dieser Stoffe kann es zu einer Verschiebung von Schwermetallen im Körper kommen und in seltenen Fällen zu deutlichen allergischen Reaktionen bis hin zum anaphylaktischen Schock. Kaugummitests zeigen, ob bei intensiver Kaubewegung Quecksilber aus Amalgamfüllungen in hoher Konzentration in den Speichel hinein freigesetzt wird. Diese Ergebnisse können im Einzelfall deutlich streuen.

Kaugummikauen steigert die Konzentration von Quecksilber im Speichel, so daß die Auswertung allein problematisch ist. Wenn im Einzelfall eine zu hohe Konzentration im Speicheltest ermittelt wird, muß deshalb eine Schlußfolgerung auf eine erhöhte amalgambedingte Gesamtbelastung des Organismus mit Quecksilber mit aller Vorsicht geäußert werden. Immerhin ist hier ein einfacher Test vorhanden, der im Einzelfall zumindest eine Orientierungshilfe bietet. Er wird daher auch bei uns in Zusammenarbeit mit dem Laborarzt angeboten. Alternative Methoden, wie z.B. der Elektroakupunkturtest, werden von einzelnen naturheilkundlich orientierten Zahnärzten angeboten. Die Erklärung über Pro und Contra dieser Testergebnisse möchte ich gerne den dortigen Kollegen überlassen.

3.7 Außenluftbelastung

Wichtig für die dermatologischen / allergologischen Patienten ist die Belastung der Außenluft mit Schadstoffen in der jeweiligen Region. Auch die Kontamination des Bodens sowie Schweb- und Sinkstoffe sind von Bedeutung. Das eigentliche Problem liegt in der Jahre anhaltenden Exposition, auch wenn diese Stoffe nur in niedriger Dosis auftreten.

Luftverunreinigungen im Sinne des Bundesimmissionsschutzgesetzes sind – wie bereits oben dargestellt – Veränderungen der natürlichen Zusammensetzung der Luft insbesondere durch Rauch, Ruß, Staub, Gase, Aerosole, Dämpfe oder Geruchsstoffe. Diese von einer Quelle ausgehenden Luftverunreinigungen nennt man Emissionen. Zu den schädlichen Stoffen zählen z.B. Stickstoffverbindungen, Schwermetalle sowie organische Verbindungen wie Pestizide und Dioxine. In der Umweltmedizin benutzt man zum Nachweis Indikatoren wie z.B. Schwefeldioxid (SO_2), das als Folge der Verbrennung z.B. von Kohle und Erdöl entsteht . Diese durch Industrie, Gewerbe, Verkehr und

Haushalte sowie Kraft- und Fernheizungswärme und Müllverbrennungsanlagen hervorgerufenen Verbrennungsprozesse verursachen eine entsprechende Luftbelastung. Eine an Bedeutung zunehmende Quelle sind die Abgase des Straßenverkehrs. In besonderen Situationen (z.B. Inversionswetterlagen) entsteht Smog, der zu einer besonderen Belastung des Organismus führt.

Entgegen landläufiger Ansicht ist für den Menschen insbesondere die Innenraumbelastung entscheidend, da sich der moderne Westeuropäer überwiegend am Arbeitsplatz und zuhause, sprich innerhalb eines Hauses, aufhält. Weiterhin muß betont werden, daß der überwiegende Teil der schädlichen in der Umwelt vorhandenen Stoffe über die Nahrungskette aufgenommen wird, weniger über die Atemluft. Lungengängiger Feinstaub ist in der Lage, den Organismus zu belasten. Asthmatiker sind insbesondere durch steigende Schwefeldioxidkonzentrationen gefährdet und reagieren darauf empfindlich. Für Kleinkinder gilt eine hohe Belastung der Luft mit Schwefeldioxiden als Mitursache für die in den Wintermonaten häufig vorkommende obstruktive Bronchitis (Pseudo-Krupp). Hier läßt sich eine Einschränkung der Lungenfunktion nachweisen. Stickoxyde entstehen als Nebenprodukte von Verbrennungsprozessen. In den Ballungszentren der alten Bundesländer wurden Jahresmittelwerte bis 50 µg/m³ gemessen. Diese Gase sind sogenannte Reizgase. Die Wirkung reicht bis zur Auslösung eines Lungenödems. Kranke, wie Asthmatiker und Bronchitiker, reagieren auf derartige hohe Stickstoffkonzentrationen empfindlich. Die Wirkung von Stickoxyden scheint durch Kohlenmonoxide sowie Schwefeldioxide verstärkt zu werden.

Als weiterer Schadstoff ist das Kohlenmonoxid bekannt, das insbesondere durch Benzin- und Dieselmotoren in der Warmlaufphase emittiert wird. Bei mehrstündiger Einwirkung entstehen Kopfschmerzen, Schwindelgefühl und Übelkeit. All diese Gase spielen bei Emissionswetterlagen eine große Rolle, indem sie den menschlichen Organismus belasten. Der Hautarzt kennt typische klimatische Veränderungen insbesondere am Ende einer langen Kälteperiode mit Minusgraden. Hier wird die Haut durch kräftiges Heizen zunächst im häuslichen Bereich ausgetrocknet, des weiteren kommen Fein-/Hausstäube hinzu, und es entsteht das typische Bild des Lidrandekzems, bei dem eine deutliche Rötung und feine Schuppung inklusive störendem Juckreiz zu einer deutlichen Belastung des Patienten führen. Hier helfen zunächst lokal rückfettende Maßnahmen und in der Folge Allergietestungen insbesondere auf Milbenallergene im häuslichen Bereich, die durch die Heizung (z.B. Radiatoren) aufgewirbelt werden und sich so an den empfindlichen Hautpartien (um die Augen) niederschlagen. Diese Veränderungen sind also vielmehr Folgen einer Innenraum- denn einer Außenraumbelastung. Der Patient wiederum glaubt häufig, daß die Schadstoffbelastung der Luft, die vermeintlich in der Außenluft am größten ist, diese Hauterscheinungen verursacht.

Weitere wichtige diskutierte Schadstoffe sind Ozon, Formaldehyde sowie bleihaltige Schwebeteilchen in den Abgasen der Automotoren im Straßenverkehr (Blei, Tetraethyl), Quecksilber und dann aus Verbrennungen (nur Inhaltsstoff, Klärschlammverbrennung) Arsen (aus Braunkohle geförderten Großkraftwerken und Hüttenindustrie sowie Müllverbrennungsanlagen, Transport als Flugasche), Kadmium (biologisch starkes Enzymgift aus Tabakrauch, Feuerungsanlagen). Weiterhin gibt es in der Außenluft Emissionen organischer Verbindungen wie Benzol (Leukämierisiko!). Quelle ist das Autobenzin (Anwendung als Antiklopfmittel in Supertreibstoffen). Benzol hat eine nachgewiesene kanzerogene Wirkung. Es besteht ein Zusammenhang zwischen der Benzolexposition und dem Auftreten verschiedener Leukämieformen.

Polyzyklische aromatische Kohlenwasserstoffe

Polyzyklische aromatische Kohlenwasserstoffe sind meist an Partikel gekoppelt, die in Folge ihrer minimalen Größe beim Einatmen bis in die Alveolen gelangen. Benzopyrin wird dabei als Leitsubstanz zur toxikologischen Bewertung dieser Stoffe benutzt. Der Schadstoff rührt her aus Straßenverkehr, Hausbrand und thermischen Prozessen. Polyzyklische aromatische Kohlenwasserstoffe werden mit dem Regen aus der Atmosphäre ausgewaschen und über am Boden wachsende Pflanzen und Wurzeln verteilt und in die Nahrungskette integriert. Die hohe Aufnahme über Nahrungsmittel wird hauptsächlich auf die unsachgemäße Handhabung von PCB-Produkten in der Vergangenheit zurückgeführt. Auch PCB-haltige Stäube aus alten Müllverbrennungsanlagen tragen zur Belastung der Umwelt bei. Bichlorierte Dibenzodioxine und Dibenzofurane sind als Auslöser von Krebskrankheiten bei bestimmten Arbeitern der chemischen Industrie bekannt. Dioxine sind weit verbreitet und werden zu 95% mit der Nahrung aufgenommen. Die inhalative Aufnahme ist relativ gering. Diese Stoffe entstehen als Verunreinigung bei der Synthese chlorierter Verbindungen und als Emissionen bei Verbrennungsprozessen. Die Analytik ist sehr aufwendig.

Die Konzentration im Bereich der Industrie- und Ballungsgebiete ist deutlich erhöht mit Dioxinen und Furanen belastet. In der Nahrungskette ist die Rohmilch wiederum ein Speicher für Dioxine.

Die gesundheitlichen Auswirkungen der Luftverunreinigungen sind zunächst akut durch das Auftreten von Störfällen zu beschreiben. Hier bedeuten vor allem Großbrände eine Gefahr. Insbesondere die Chlorchemie ist gefährdet, es kann zu Chlorausbruch, Phosgenfreisetzung und Dioxinverbindung beim Brand von PVC kommen, wie z.B. bei dem tragischen Geschehen 1996 im Bereich der Versorgungsschächte auf dem Düsseldorfer Flughafen, bei dem 16 Menschen ums Leben kamen und das gesamte Areal verseucht wurde. Längeranhaltende Expositionen, z.B. durch Smogsituationen, haben berühmte Beispiele, wie z.b. die Smogkatastrophe vom Dezember 1952 in London, bei der etliche besonders herz- und atemweganfällige Patienten verstarben. Die Auswirkungen betreffen vornehmlich sogenannte Risikogruppen, wie Asthmatiker, chronische Bronchitiker, Herz- und Kreislaufkranke sowie altersbedingt geschwächte Menschen. Hinzutreten können auch Infektionskrankheiten.

Der sogenannte Sommersmog oder auch Ozonsmog entsteht während der sommerlichen Hochdruckwetterlage in der verunreinigten bodennahen Luftschicht, ist großräumig ausgeprägt und kann bei Wechselkonzentration oft für Tage anhalten. Interessant ist, daß die höchsten in Deutschland gemessenen Grenzwerte 1976 in Mannheim-Mitte bei 544 µg/m³ lagen. Medizinisch treten irritative Schäden am Bronchialsystem auf. Eine definitive Risikogruppe wie beim Wintersmog ist hier nicht gegeben. Ab einer Konzentration von 120 µg/m³ sind vorübergehende Lungenfunktionsveränderungen möglich. Bei über 180 µg/m³ Ozongehalt sollten empfindliche Personen auf ungewohnte und erhebliche körperliche Anstrengungen im Freien verzichten. In Innenräumen wird Ozon durch chemische Reaktionen in Oberflächen von Wänden und Möbeln schnell abgebaut.

Die Ozonwirkung auf den Menschen

Ozon ist ein farbloses bis blaues Gas. Es ist nur gering wasserlöslich und kann deshalb von den Schleimhäuten der oberen Atemwege fast nicht gebremst werden. Beim Einatmen dringt es bis tief in die Lunge und kann bei höherer Konzentration Reizungen der Atemwege, Husten, Kopfschmerzen und Atembeschwerden hervorrufen, bis hin zu Asthmaanfällen. Wie stark Ozon die Gesundheit des Menschen beeinträchtigt, hängt von der Konzentration des Gases, der Belastungsdauer und nicht zuletzt von der subjektiven Empfindlichkeit gegenüber Ozon ab. Empfindliche Personen verspüren die Reizwirkung des Gases schon ab etwa 200 Mikrogramm pro Kubikmeter (wie z. B. manche Asthmatiker). Andere reagieren erst ab 300 Mikrogramm aufwärts. Deshalb ist es schwer, allgemein geltende Empfehlungen zu geben.

Fehlende einheitliche Ozon-Richtlinien

Es wiederholt sich alle Jahre wieder: auf dem Programm von Wissenschaftlern, Medizinern, Politikern und Umweltschutzorganisation steht das Thema „Sommersmog". Doch bei der Einschätzung der Gefahren durch Ozon scheiden sich die Geister. Das Spektrum reicht von „Panikmache" bis „begründet krebsverdächtig". Inzwischen mag wohl niemand mehr bestreiten, daß dauerhafte übermäßige Ozonbestrahlung die Gesundheit angreift. Doch ab wann schadet die Ozonkonzentration in der Luft? Bislang wird das Problem in den Ländern unterschiedlich gehandhabt, immerhin, ein bundeseinheitliches Gesetz zum Schutz vor Ozonbelastungen ist in der Diskussion. Eine Einigung konnte jedoch leider noch nicht gefunden werden.

Die Tatsache, daß auf dem Land höhere Ozonwerte als in der Stadt gemessen werden, mag zunächst einmal paradox erscheinen, doch dafür gibt es eine logische Erklärung. Ausschlaggebend dafür ist die komplizierte Smogchemie, denn nahezu dieselben Schadstoffe, die unter Sonnenlichteinfluß für die Ozonbildung verantwortlich sind, sorgen auch dafür, daß es wieder abgebaut wird. Infolge von Verbrennungsprozessen wird zunächst Stickstoffmonoxid freigesetzt, das mit dem bereits in der Atmosphäre vorhandenen Ozon reagiert. Bei dieser Reaktion wird dann Ozon abgebaut. Durch den Abbauprozeß kommt es dazu, daß überall dort besonders wenig Ozon in der Luft ist, wo viel Stickstoffmonoxid frei wird, und das geschieht eben an

Hauptverkehrsstraßen in den Städten. Auf dem Land dagegen ist Stickstoffmonoxid nur in sehr geringen Mengen vorhanden, was eben den Abbauprozeß sehr verlangsamt. Außerdem werden durch den Wind ausreichend andere Stickstoffoxide und flüchtige Kohlenwasserstoffe in die ländlichen Gebieten gebracht, wo sie dazu beitragen, daß die Werte höher sind. Während in den Städten der Abbau teilweise schon tagsüber beginnt und in der Nacht Ozon bis auf Null abgebaut wird, steht man auf dem Land vor einem genau anderen Szenario.

Dank unserer ausgedehnten FCKW- (Fluorchlorkohlenwasserstoff) Produktion haben wir die schützende Ozonschicht mittlerweile derart geschädigt, daß es zunächst auf der Südhalbkugel, jetzt aber auch auf der Nordhalbkugel zu einem deutlichen Schwinden der Ozonschicht und damit einer deutlichen Zunahme der UV-Dosis auf der Erdoberfläche kommt. Es ist wohl keine subjektive Einbildung, wenn wir oft das Gefühl haben, daß in den Mittagsstunden bei sonnenklarem Wetter der Blick aus dem Fenster eine viel hellere und gleißendere Umwelt zeigt als früher. Es besteht der böse Verdacht, daß wir die Atmosphäre schon derart geschädigt haben, daß sie mindestens 200 Jahre braucht, um bei einem sofortigen Stop der Ozonproduktion wieder vernünftige Werte zu erreichen.

Dem in der Stratosphäre befindlichen Ozon ist das bodennahe Ozon gegenüberzustellen. An Sommertagen resultiert aus Verbrennungsabgasen der sogenannte Sommersmog. Durch Verbindung von Stickoxyden und Kohlenwasserstoffen entsteht unter Einfluß von Sonnenlicht Ozon. Dieses nimmt in seiner Konzentration vor allem in Schönwetterperioden deutlich zu und erreicht seinen Gipfel in den frühen Nachmittagsstunden. Nun ist es nicht so, daß Ozon bei einem allgemeinen Verkehrsstop sofort wieder abgebaut wird, sondern es reichert sich noch für 2–3 Tage an, was alle Verkehrsverbote zunächst fraglich macht. Erlebt man dann noch in einzelnen Großversuchen, wie z.B. in Heilbronn, daß ein Stop des Verkehrs automatisch noch keinen Rückgang des Ozons zur Folge hat, so muß man bei aller Umweltfreundlichkeit doch skeptisch werden ob der geschilderten Gesetzmäßigkeiten. Zu einer sauberen Energiepolitik gehört, daß man unter der Berücksichtigung der wissenschaftlichen Erkenntnisse vernünftige und praktikable Gesetze hervorbringt, die nicht undurchführbar sind bzw. zu Verordnungen führen, die an Bürokratie und Plakettenwahn (die G-Kat-Plakette und eine neue Ozonplakette) nicht mehr zu überbieten sind. Es sollte uns klar sein, daß das Auto für die Mobilität unserer Gesellschaft äußerst wichtig ist. Das Problem dieses Fortbewegungsmittels ist zunächst einmal die Art der Motorisierung, und ich denke, man ist durchaus auf dem richtigen, wenn auch nicht übermäßig konsequenten Weg, wenn man seitens der Industrie nun beschlossen hat, bis zum Jahr 2000 ein sogenanntes 3-Liter-Auto zu bauen. Interessanter dürfte sowohl im Autmobil- als auch im Flugzeugbau der Wasserstoffantrieb werden.

Eine neue Diskussion hat das Thema Ozon letzthin ausgelöst, als eine Publikation des Bundesgesundheitsamtes auch auf eine Krebsgefahr von Ozon hindeutete.

3.8 Innenraumluft – Umwelt und Allergie

80% unserer Zeit halten wir uns in geschlossenen Räumen auf. Wo früher durch einscheibige Verglasung und undicht schließende Fenster noch für genügende Raumluftzirkulation gesorgt war, kommt es durch wärmedämmende Produkte vermehrt zu Anreicherungen von Schadstoffen in der Raumluft. Der niedergelassene Arzt wird heutzutage häufig mit unspezifischen Beschwerden wie Müdigkeit, depressive Stimmung, Schlaflosigkeit etc. konfrontiert, die von Patienten auf eben solche Probleme zurückgeführt werden. Dabei bestehen hinsichtlich der Zusammensetzung der Raumluft am Arbeitsplatz bzw. Zuhause zum Teil deutliche Unterschiede. Die Luftqualität wird hier beeinflußt durch physikalische und biologische Faktoren wie Temperatur, luftfeuchte Lüftung, Milbenkonzentration, chemische Faktoren und natürlich auch psychologische Faktoren wie Form und Farben der Wohnraumgestaltung, Gerüche etc. Stets sollte in geschlossenen Räumen konsequent mehrmals pro Stunde kurzfristig gelüftet werden, um einen vollständigen Luftaustausch zu ermöglichen. Dadurch wird verbrauchter Sauerstoff ersetzt und Kohlendioxid abgeführt. Über wichtige Luftschadstoffe und Emissionsquellen in Innenräumen gibt Tabelle 24 Auskunft.

Wie sieht das richtige Zuhause aus?

Gerade nach Hause gekommen und schon melden sich die ersten Beschwerden: tränende Augen, Asthmaanfälle, Hautausschlag, Kopfschmerzen. Vielleicht haben Sie noch nicht daran gedacht, aber Sie könnten gegen einen oder mehrere Stoffe in Ihrer Wohnung allergisch sein. Hausstaub, Schimmelpilze, Blütenpollen, Metalle oder Tierhaare, darauf reagieren rund 30 Millionen Deutsche empfindlich. Besonders sensible Menschen fühlen sich gerade in Neubauten geplagt, sie reagieren z. B. auf dichte Fenster (kein Luftaustausch) oder chemische Substanzen in der Einrichtung.

Hausstaub ist der häufigste Auslöser, denn auf jedem Korn nisten die halbmillimeterkleinen Spinnentiere, deren Kot Neurodermitis oder Atemnot begünstigen. Sie krallen sich in Textilien aus natürlichen und synthetischen Materialien.

Als Allergieauslöser Nummer zwei gelten Tierhaare. Nicht nur Hund und Katze, sondern auch Hamster und Kanarienvogel können allergische Reaktionen verursachen wie auch Teppiche aus Schafwolle oder Ziegenhaar, Kamelhaardecken, Pelzüberwürfe und Roßhaarmatratzen. Nummer drei ist der Schimmelpilz, dessen Sporen auf jedem organischen Material wachsen, wenn es eine bestimmte Feuchtigkeit aufweist – auf Lebensmitteln, Holz, Papier oder Leder.

Tabelle 24. Schadstoffquellen in Innenräumen:

Ort	Mögliche Schadstoffquellen	Schadstoff	Maßnahme
Fußboden	Lehmgestampfter Boden	Radon	* Messung, Abdichtung
	Bodenunterkonstruktion, Spanplatten	Formaldehyd	* Messung, Entfernen, Abdichten, Kantenschutz
	Holzbodenversiegelung	Formaldehyd	* Messung, Abhobeln
	Teppichrückseitenbeschichtung	Kunststoffmonomere (Vinylchlorid)	Kurzfristig Raumtemperatur erhöhen, * bei starker Belästigung Teppich entfernen
	Teppichkleber	Formaldehyd, Lösemittel	Messung, Entfernen
	Asbesthaltige Bodenbeläge (Vinylasbestplatten etc.)	Asbest D	* Bruch und Abrieb vermeiden, bei Sanierung naß halten
Wände	Wände aus Holz	Holzschutzmittelwirkstoffe (PCP, Lindan, Dichlofluanid)	* Messung, Enfernen, Abdichten
	Wände aus Stein	Natürliche Radioaktivität	* Messung, Abdichten
	Wände Fertighaus (überwiegend aus Spanplatten)	Formaldehyd	* Messung, Abdichten
	Feuchte Wände	Schimmel/Sporen	* Lüften, Ursache beseitigen, Außenisolierung, Licht
	Mineralisches Dämmaterial (Stein-und Glaswolle)	Asbest, Mineralfasern, Formaldehyd	* Messung, Abdichten/Entfernen
	Ortschäume (UF-Schaum)	Formaldehyd	* Messung, Abdichten/Entfernen Sondermüll
		Leichtflüchtige D organische Verbindungen und Weichmacher	Mittelfristig entfernen
	Textiltapeten	Formaldehyd D und andere Rüststoffe	Messung mittelfristig entfernen

Ort	Mögliche Schadstoffquellen	Schadstoff	Maßnahme
Heizungen	Nachtspeicherheizungen	Asbest, Formaldehyd	* Überprüfung (ggf. Mesung), mittelfristig entfernen
	Elektroradiatoren	Betriebsflüssigkeit, (PCB)	Entfernen, Sondermüll
Haushaltsgeräte	Leuchtstofflampen, ältere Elektrogeräte	Kondensatoröl (PCB), Quecksilber	Ausgelaufene Kondensatoren mit Lampen entfernen, Sondermüll
	Akkus, Batterien	Schwermetalle (Cadmium, Quecksilber)	Sondermüll
	Luftbefeuchter	Mikroorganismen (Sporen, Bakterien) Biozide	Besser Pflanzen aufstellen
	Klimaanlage	Mikroorganismen, Biozide, PCB, Asbest, trockene Luft	* Messung, Sanierung
	Staubsauger	Feinstaub (lungengängige Fasern, Sporen), Staubmilben	Besser wischen, ansonsten mit Mikro-/Feinfilter, Querlüften
Küche	Gasherd	Formaldehyd	Dunstabzug
Schlafzimmer	Matratze ohne Unterlüftung	Schimmel/-sporen, Staubmilben	Entfernen, für Unterlüftung sorgen
	Schaumstoffmatratze	leichtflüchtige organische Verbindungen	Mittelfristig entfernen, Wollauflage
	Federkernmatratze	Elektromegnetische Störfelder	Bei Beeinträchtigung mittelfristig ersetzen
	Elektr. Leitungen (besonders in Bettnähe)	Elektromagnetische und elektrische Störfelder	Netzabschaltung, abgeschirmte Leitungen, Abstand
Wasserinstallation	Wasserrohre (Blei)	Blei	* Messung, auswechseln
	Verdunstendes Wasser	Asbest	* Messung, Filter
Dachgeschoß	Holzbalken	Holzschutzmittelwirkstoffe (PCP, Lindan, Dichlofluanid)	* Messung, abdichten, entfernen

* = Fachleute konsultieren
D = dampfdichtes Material, Verschlechterung des Raumklimas

Man ist der Ansicht, daß man durch bestimmte Vorkehrungen die Menge der Allergene im Haushalt reduzieren kann. Sie sollten Wände und Decken glatt verputzen oder streichen, denn auf diese Weise binden sie weniger Staub als Strukturputz und Tapeten aus Rauh- oder Naturfasern. Sie sollten außerdem Anstriche und Wandbekleidungen wählen, die die Feuchtigkeit aufnehmen und abgeben. Vergessen Sie nicht, daß dampfdichte Materialien die Raumfeuchtigkeit erhöhen und daß auf feuchten Wänden Schimmelpilze siedeln. Hohlräume sollten Sie hinterlüften - Holzpaneele, abgehängte Decken und Einbauschränke sollten Sie nicht direkt auf den Hintergrund dübeln. Empfehlenswert ist ein Gerüst aus Latten und Konterlatten, so daß die Luft zirkulieren kann und die Feuchtigkeit fortgetragen wird. Da sich hinter Badezimmerspiegeln gern Staub und Wasserdampf sammeln, sollten Sie die Glasfläche bündig in die Fliesen einpassen.

Wenn Sie gerne Bodenbeläge in Ihrem Haus haben wollen, sollten Sie darauf achten, daß sie sich feucht wischen lassen und schnell trocknen. Sehr günstig sind auch glasierter Stein, Keramik, lackiertes Holz, Linoleum und schadstoffarmer Kunststoff. Als problemlos gelten heute auch kurzflorige Teppichböden, denn sie binden den Staub, der dann per Staubsauger mit Mikrofilter entfernt werden kann. Allergiker sollten das Putzen und Staubsaugen anderen überlassen und den Raum erst nach gründlichem Lüften wieder betreten. Bedenken Sie, daß Heizkörper die Raumluft durch Konvektion erwärmen und daß in einem unmerklichen Luftstrom nicht nur Wärme, sondern auch viel Hausstaub transportiert wird. Sinnvoll sind Flächenheizungen im Fußboden oder in der Wand, die ihre Wärme abstrahlen.

Sie sollten Ihre Möbel sparsam plazieren und immer glatte Oberflächen wählen. Wichtig ist, daß die Wohnung immer belüftet wird, denn frische Luft kann Allergien vermeiden oder eindämmen. Empfehlenswert ist eine Lüftungsanlage, die sie ohne Pollen-, Pilz- und Rußbelastung ins Haus transportiert - ein Filter fängt die Reizstoffe ab. Sie sollten auch auf Holzschutzmittel verzichten: Sie töten zwar Insekten und Pilze, belasten aber Mensch und Umwelt. Durch Heizen und häufiges und kräftiges Lüften werden Sie einen ähnlichen Erfolg haben, denn so werden die Schädlinge schlechter eine Angriffsfläche finden.

Außerdem sollten Sie darauf achten, daß sich alle Textilien für den Kochwaschgang eignen: Vorhänge und Gardinen, Bettdecken und Kopfkissen, sogar die Plüschtiere sollten dem 90-Grad-Waschgang in der Maschine standhalten – die Staubmilben können es nicht.

Man kann die Schadstoffe in der Wohnung auch messen lassen: Fachleute untersuchen Wohnräume auf belastende und allergieauslösende Stoffe. Ein „Allergie-Paket" mit Tests für Pilzsporen, Hausstaubmilben und Pollen kostet – je nach Methode – ab 300,- DM plus Anfahrt. Um mehr darüber zu erfahren, können Sie sich an die Arbeitsgemeinschaft Ökologischer Forschungsinstitute (AGÖF) wenden (Anschrift siehe Anhang).

Als Produzent von Schadstoffen kommt zunächst einmal die Heizung infrage. Durch Verbrennungen verschiedener Brennstoffe entstehen zum Teil deutliche Luftverunreinigungen. Dies ist insbesondere bei allen Ofenheizungen und sogenannten Gas-Etagenheizungen bzw. Gasthermen der Fall. Hier befindet sich die Warmwassererzeugung in der Wohnung. Deshalb sollten Ofenheizungen und Abgasführungssysteme dicht verschlossen sein. Probleme sind insbesondere in Altbauhäusern bekannt. Häufig ist die Schornsteinführung im Mauerwerk nicht mehr dicht. Ein weiteres Problem stellen offene Kamine dar. In der Praxis werden trotz Verbotes häufig imprägnierte und vorbehandelte Restholzbestände mitverfeuert, die dann zu einer zusätzlichen Emission von Schwermetallen, Chlorkohlenwasserstoffen und sogar von Dioxinen in die Raumluft führen. Generell ergibt sich beim Betrieb von offenen Kaminen eine erhöhte Staubbelastung der Raumluft.

Problematisch kann auch das weit verbreitete sogenannte Heimwerken sein, wo Kleber und andere hobbymäßig angewandte Stoffe ohne die notwendigen Schutzvorkehrungen an die Raumluft abgegeben werden. So ist zum Beispiel das Lakkieren und Bekleben, Abschleifen alter Farben für die Raumluft zum Teil Gift. Auch Staubsaugen kann Probleme aufwerfen. Durch vermehrtes Aufwirbeln von Keimen im Hausstaub und Kleinstorganismen gefährden sich häufig Personen, die unter starken Allergien zu leiden haben. Einen Vorteil kann die Benutzung von Staubsaugergeräten mit hochabscheidenden Filtersystemen bieten. Hier haben zum Beispiel die Firmen Siemens und Miele entsprechende Systeme entwickelt.

Das Rauchen in den Innenräumen ist ein weiterer Problempunkt: Rauchen in Anwesenheit anderer Personen und insbesondere von Kindern in geschlossenen Räumen ist auf gut deutsch gesagt Körperverletzung und gehört geächtet. Ein Aufenthalt für 5 Minuten auf dem Balkon regt nicht nur Geist und Durchblutung an, er garantiert auch eine einwandfreie Beseitigung der Verbrennungsprodukte.

Schadstoffe in Innenräumen

An relevanten Schadstoffen in Innenräumen sind insbesondere Asbest, Holzschutzmittel, Dichloride wie Phenyle sowie Formaldehyd von Bedeutung.

Asbest. Hygienisch bedeutsam ist zum Beispiel das Auftreten von Asbestfasern in der Raumluft bei Verwendung von Asbestzementprodukten für Leichtbau- bzw. Feuerschutzwände oder nach dem Ausspritzen von Asbest in Klimaschächten. Anfang der 60er Jahre bis Ende der 70er Jahre wurden derartige Baustoffe in zahlreichen Neubauten angewandt. Gerade in Klima- und Schachtanlagen kam es nach einigen Jahren zu einer Ablösung der eingebundenen Substanz und zu seiner Freisetzung in die Raumluft. Bei der Inhalation asbesthaltiger Fasern kann Asbestose und Lungenkrebs entstehen. In diesem Zusammenhang wird auch eine gesundheitsschädigende Wirkung von Glaswoll- und Steinwollfasern (künstliche Mineralfasern) diskutiert.

PCP. Holzschutzmittel z. B. mit Pentachlorphenol (PCP) wurden früher auch in Räumen angewandt. Bewohner derartig behandelter Räume klagten über Müdigkeit, Kopfschmerzen, Abgeschlagenheit, Haarausfall, Ekzemneigung usw. Zum Ende der 70er Jahre sind derartige Holzschutzmittel vom Markt verschwunden. 1990 wurde PCP als krebserzeugender Arbeitsstoff eingestuft. Die Interessengemeinschaft der Holzschutzmittelgeschädigten versuchte die Ansprüche der Betroffenen juristisch durchzusetzen.

PCB. Bichloridebiphenyl wird in Kondensatoren sowie als Fugendichtmassen eingesetzt. Auch hier handelt es sich um Altlasten, da die PCB-Verordnung verbunden mit einer Übergangsfrist spätestens ab 1999 die Anwendung dieser Substanzen verboten hat.

Formaldehyd. Formaldehydkonzentrationen sind gerade in neu gekauften Möbeln und hier insbesondere im Schlafzimmerbereich häufig Ursache für gesundheitliche Beschwerden. Patienten klagen nicht nur über Müdigkeit, Depression und Schlaflosigkeit, sondern auch zum Teil über vermehrte Ekzemneigung, Beeinträchtigungen im Geschmackssystem und Haarausfall. Mittlerweile ist Formaldehyd deklarationspflichtig, und seitens der Industrie wird sorgfältig darauf geachtet, daß die Konzentrationen nicht die gesetzlich vorgeschriebenen Werte überschreiten. Zu diesem Zweck wurden auch Gütesiegel eingeführt (E1-Norm). Vorsichtig sein sollte man bei allen Möbeln, die z.B. aus Ostblockstaaten nach Deutschland eingeführt werden. Eine Frage an den Verkäufer oder eine entsprechende schriftliche Bestätigung des Herstellers sollten vor Kaufabschluß größerer Einrichtungen, wie z.B. eines Schlafzimmers selbstverständlich sein. Personen mit Formaldehydallergie sollten ausschließlich formaldehydfreie Produkte verwenden. Dies ist praktisch jedoch nur ansatzweise möglich, da oft keine ausreichenden Angaben über Inhaltsstoffe von Produkten zur Verfügung stehen. Außer in Spanmöbeln kann Formaldehyd auch in Kosmetika und Reinigungsmitteln enthalten sein, selbstverständlich auch im Tabakrauch.

Weitere organische Kohlenwasserstoffe. Aus Inventar und Mobiliar können noch weitere organische Kohlenwasserstoffe freigesetzt werden. Dazu gehören kettenförmige Kohlenwasserstoffe, Zykloalkanide, chlorierte Kohlenwasserstoffe wie Terpene sowie verschiedene Alkohole wie Metanol, Äthanol und Butanol. Aus Farben in Innenräumen können Terpene freigesetzt werden. Hier kann gelegentlich das Auftreten von Allergien beobachtet werden. Auch Klebstoffe, die in Haushalten häufig verwandt werden, können Alkohole und weitere Wirkstoffe freisetzen. Umweltmedizinisch relevant ist vor allem die Raumluftbelastung mit aromatischen und chlorierten Kohlenwasserstoffen. Auch stellt der Ausbau von Dachgeschossen zu Wohnzwecken ein zunehmendes Problem dar. Die Dachwohnungen befinden sich vielfach im Altbaubestand und liegen direkt auf Höhe benachbarter Schornsteinöffnungen der Häuser. Bei ungünstigen Wetterlagen können vermehrt Verbrennungsprodukte aus Heizungsanlagen in diese Wohnungen gelangen. Weitere Belastungen der Raumluft wurden in Wohnungen festgestellt, die in der Nähe von Textilreinigungen liegen. Die chlorierten Kohlenwasserstoffe reichern sich z. B. auch in fettreichen Lebensmittelvorräten an. Ein weiterer Sonderfall ist die Freisetzung von natürlichem radioaktivem Radon. Es entsteht durch Zerfall natürlichen Urans, das regional in Gesteinsschichten zu finden ist. Beim Bau von Häusern in solchen Gegenden kann es zu einem Einströmen in die Innenräume kommen, wobei die stärkste Belastung in Kellerräumen und Parterrewohnungen auftritt. Die am stärksten belastete Region Deutschlands ist das Erzgebirge.

Die Analyse der Luftqualität in Innenräumen erfolgt bei anorganischen Gasen vielfach durch automatisch arbeitende Meßgeräte, die bestimmte physikalische Eigenschaften der Gase ausnutzen. Zur orientierenden Messung sind auch Kurzzeitmeßröhrchen z. B. von der Firma Drägger erhältlich. Bei der Probenahme von leicht flüssigen, organischen Kohlenwasserstoffen wird eine Absorption an feste Phasen, z. B. Aktivkohle, durchgeführt. Später erfolgt die Analyse mittels Gaschromatographie. Auch hier gibt es schnellanzeigende Indikatorröhrchen. Kleinfilterpumpen sind geeignet, um Stäube und staubgebundene Stoffe nachzuweisen. Bei der Messung spielen selbstverständlich die lokalen Bedingungen eine große Rolle, wie z.B. vorheriges Lüften oder langanhaltendes Schließen der Fenster. Hier muß für eine objektive und vergleichbare Messung gesorgt werden.

Auf die Raumluft Einfluß nehmen können im übrigen auch Klimaanlagen. Über Vorfilter werden hier zunächst grobe Verunreinigungen der Außenluft entfernt, danach wird die Luft durch ein Schachtsystem über Erhitzer und Kühler geleitet, anschließend befeuchtet. Ein hygienisches Problem im privaten Wohnbereich und in Bürogebäuden stellen die Luftbefeuchter dar. Der versprühte Feinstaub kann mit Bakterien und Pilzen verseucht sein. Problematisch ist weiterhin der Einsatz von Desinfektionsmitteln im Befeuchterwasser. Bauliche Einflüsse wie die Konstruktion der Fenster und die Wärmedämmung der Wände können das Innenraumklima ebenfalls deutlich beeinflussen. So wird als „Sick-Building"-Syndrom (SBS) ein Beschwerdebild beschrieben, das aus Reizung von Augen, Nase oder Rachen sowie der Haut, neurotoxischen Symptomen und spezifischen Überempfindlichkeitsreaktionen sowie Geruchs- und Geschmacksmißempfindungen besteht. Führend ist die Reizung der Schleimhäute, die Ursachenforschung ist oft schwierig. Häufig sind die Gebäude, in denen SBS auftritt, in Leichtbauweise erstellt, haben Klimaanlagen, die mit hohem Umluftanteil gefahren werden, weisen hohe Raumtemperaturen auf und sind großflächig mit Textilien und Teppichböden ausgestattet.

Tabelle 25. Wichtige Luftschadstoffe und Emissionsquellen in der Außenluft und in Innenräumen (ohne Arbeitsplätze)

Schadstoff	Zustand in der Luft	Hauptemissionsquellen, Außenluft	Innenluft
Schwefeldioxid (SO_2)	Gasförmig	Kohlekraftwerke, Hausbrand, Müllverbrennung	Ofenheizungen
Stickoxide (NO, NO_2)	Gasförmig	Kfz, Kraftwerke, Müllverbrennung, Industrie	Gasherd, Gasthermen, Ofenheizungen
Kohlenmonoxid (CO)	Gasförmig	Kfz, Hausbrand, Müllverbrennung	Tabakrauch, Gasthermen Ofenheizungen, Gasherde
Ozon (O_3)	Gasförmig	Bildg. im photochem. Smog	Solarien, Fotokopiergeräte
Leicht flüssige Kohlenwasserstoffe (Xylol, Chlor.KW etc.)	Gasförmig	Kfz, Industrie, Müllverbrennung	Lösemittel, Baustoffe, Möbel, Lacke, Farben, Tabakrauch
Schwebstäube[1]	Staubförmig	Kfz (Dieselmotor) Kraftwerke, Müllverbrennung, Industrie	Hausbrand, Baustoffe, Außenluft
Staubniederschlag[2]	Staubförmig	Kraftwerke, Industrie	Tabakrauch, Außenluft, Baustoffe
Schwermetalle ($Fe, Mn, As, Cd, Cr, Pb, Ni, Hg, V$ etc.)	Staubgebunden	Kraftwerke, Kfz, Hausbrand, Müllverbrennung	Hausbrand, Lacke, Farben, Baustoffe, Tabakrauch, Außenluft
polyzykl. aromatische Kohlenwasserstoffe (PAH)	Staubgebunden	Kfz, Hausbrand, Müllverbrennung	Tabakrauch, Hausbrand, Außenluft
polare organische Verbindungen (POC)	Staubgebunden	Kfz, Hausbrand, Müllverbrennung, photochem. Umwandlung	Tabakrauch, Hausbrand, Außenluft
polychlorierte Dibenzodioxine und -furane (PCDD/PCDF)	Staubgebunden und gasförmig	staubgebunden und gasförmig	Tabakrauch, Außenluft., Brandunfälle
Aldehyde (Formaldehyd, Glutaraldehyd)	Gasförmig oder staubgebunden	Müllverbrennung, Industrie, Kfz	Tabakrauch, Möbel und Spanplatten, Kosmetika, Reinigungsmittel
Asbest/Mineralfasern	Staubförmig	Kfz, Industrie	Klimaanlagen, Feuer- und Wärmeschutz, Leichtbauwände
Radon	Gasförmig	Gesteine, ubiquitär	Gestein
Lösemittel	Flüssig	Industrie	Farben, Lacke, Reinigungsmittel

[1] Partikel < 10 µm aerodynamischen Durchmessers (Dae)
[2] Partikel > 10 µm Dae

Tabelle 26. Durch Arbeitsprozesse freigesetzte Schadstoffe

Stoffgruppe	Einzelkomponenten (Beispiele)	Quelle
Kohlenwasserstoffe	Pentan; Hexan, Heptan Nonan; Dekan; Undekan	Lösemittel
Aromate	Benzol Toluol Ethylbenzol; Xylele Ethyltoluole; Trimethylbenzol; Styrol α-Pinen; Limonen	Feuerstelle; Tabakrauch Kfz-Abgase; Otto-Kraftstoff; Tankstellen; (Tief-)Garagen
Terpene		Polystyrol Terpentinöl, Anstrichmittel, Möbel-/Bodenpflegemittel, Holzschutzmittel, Badezusätze
Ester	Methylacetat; Ethylacetat; n-Propylacetat; n-Butylacetat; l-Butylacetat 2-Methoxyethylacetat; 2-Ethoxyethylacetat; Methylacrylat; Ethylacrylat; Methylmethacrylat;	Anstrichmittel, Möbelpflegemittel, Klebstoffe, Fleckenentferner, Schuhpflegemittel, Nagellackentferner, Lösemittel
Ketone	Aceton; 2-Butanon; Cyclohexanon; Methylisobutylketon	Nagellackentferner, Klebstoffe
Alkohole	Ethanol; n-Propanol; 2-Propanol; 1-Butanol; 2-Butanol; 1-Butanol; Amylalkohol	Anstrichmittel; Teppich-/Polsterreiniger; Fensterreiniger; Kosmetika; Klebstoffe; Desinfektionsmittel; Filzschreiber
Halogenierte Kohlenwasserstoffe	Dichlormethan; 1,1,1-Trichlorethan; Trichlorethan Tetrachlorethan	Abbeizmittel; Treibmittel; Korrekturflüssigkeit, Möbelpflegemittel, Fleckenentferner, Schuhpflegespray, Waschspray, Chemische Reinigung

MAK-Werte

Bezüglich der Innenluftqualität am Arbeitsplatz sind die sogenannten maximalen Arbeitsplatzkonzentrationen (MAK-Werte) von Bedeutung. Diese sind für Arbeitsplätze konzipiert, an denen bestimmte Gefahrstoffe produktionsbedingt auftreten. Für normale Innenräume haben sie keine richtungsweisende Bedeutung.

Häufig bestimmen Hobbies die Schadstoffkonzentrationen in Wohnhäusern.

3.9 Innenraumluftbeurteilung

Perchloräthylen

Zur Beurteilung von Innenraumluftverunreinigungen können z. Zt. nachfolgende Sachverständigenäußerungen bzw. Festlegungen des Bundesgesundheitsamtes herangezogen werden. Rechtlich bindende Wertsetzungen liegen bisher für die Allgemeinbevölkerung jedoch nur für Perchloräthylenemissionen vor. Anwendung findet diese Verordnung für Innenräume, die an Oberflächenbehandlungsanlagen, chemische Reinigungs- und Textilreinigungsanlagen sowie Extraktionsanlagen (z.B. zur Tierkörperbeseitigung) angrenzen. In ihnen muß seit dem 15.3.1993 für Neu- und Altanlagen ein Wert von 0,1 mg/m^3 (als Mittelwert über sieben Tage) sicher eingehalten werden (siehe Zweite Verordnung zur Durchführung des Bundes-Immissionsschutzgesetzes (Verordnung zur Emissionsbegrenzung von leichtflüchtigen Halogenkohlenwasserstoffen -2.BImschV-) vom 10.12.1990, BGBl.I S.2694).

Bei den in der Tabelle aufgeführten Werten handelt es sich um Konzentrationswerte leichtflüchtiger Substanzen, die im Rahmen der Umwelt-Überwachung in ca. 500 repräsentativen Wohnungen in den alten Bundesländern erhoben worden sind (Quelle 1 siehe Anhang).

Tabelle 27. Beispiel für einen chemischen Analysebericht

Maß-komponente	Ergebnisse Klasse A bis D	Nachweisgrenze bei 14 Tagen Probenahme	Ergebnisse der BGA-Untersuchung in 500 Haushalten Max.wert
n-Hexan	A	5 µg/m^3	144 µg/m^3
n-Dekan	A	7 µg/m^3	239 µg/m^3
Benzol	A	5 µg/m^3	90 µg/m^3
Toluol	B	10 µg/m^3	1710 µg/m^3
Ethylbenzol	A	7 µg/m^3	160 µg/m^3
Xylol (alle Isomere)	A	10 µg/m^3	350 µg/m^3
3-u. 4-Ethyltuluol	A	7 µg/m^3	230 µg/m^3
a-Pinen	A	15 µg/m^3	250 µg/m^3
Limonen	B	10 µg/m^3	315 µg/m^3
1,1,1-Trichlorethan	A	20 µg/m^3	260 µg/m^3
Perchlorethylen	A	15 µg/m^3	307 µg/m^3
Ethylacetat	A	7 µg/m^3	204 µg/m^3

Formaldehyd

Schon 1977 hat das Bundesgesundheitsamt einen Orientierungswert für Formaldehyd von 0,1 ppm (=120 µg/m³) festgelegt, der die Bevölkerung vor Formaldehydausgasungen aus Holzwerkstoffen und anderen Quellen schützen soll. Bei seiner Unterschreitung sind auch bei häufig wiederholter oder langer Einwirkung gesundheitliche Risiken nicht zu erwarten (Quelle 2 siehe Anhang)

Vom Hersteller zu beachten ist das Verbot des Inverkehrbringens von Erzeugnissen, die Formaldehyd oberhalb einer bestimmten Konzentration enthalten:

Demnach dürfen beschichtete und unbeschichtete Holzwerkstoffe (Spanplatten, Tischlerplatten und Faserplatten) nicht in den Verkehr gebracht werden, wenn die durch den Holzwerkstoff verursachte Ausgleichskonzentration des Formaldehyds in der Luft eines Prüfraumes 0,1 ppm überschreitet. Dies gilt auch für Möbel, die Holzwerkstoffe enthalten, die nicht der oben genannten Anforderung entsprechen. Jedoch gelten die Verbote nach dem Einigungsvertrag in den neuen Bundesländern nicht für Möbel, die vor dem 31.12.1991 hergestellt wurden (Quelle 3 siehe Anhang).

PCP und Lindan

Interessant sind die Stellungnahmen des Bundesgesundheitsamtes (BGA) zur Innenraumluftbelastung mit Pentachlorphenol (PCP) und Lindan (Hexachlorcyclohexan): Nach Auswertungen der dem Bundesgesundheitsamt gemeldeten gesundheitlichen Nebenwirkungen im Anschluß an Holzschutzmittelanwendungen in Innenräumen und unter Berücksichtigung der toxikologischen Daten wird für PCP und Lindan ein Innenraumluftwert von 1 µg/m^3 vorgeschlagen. Unterhalb dieses Wertes seien gesundheitliche Beschwerden bisher nicht aufgetreten, so daß unterhalb dieser Konzentrationen Sanierungsmaßnahmen nicht erforderlich sind (Quelle 4 siehe Anhang).

Verschlechterung der Raumluft durch Geruchsstoffe und Ausdünstungen von Personen

Zur Beurteilung einer Verschlechterung der Raumluft durch Geruchsstoffe und Ausdünstungen von Personen wird als Vergleichsmaßstab der mittlere Volumengehalt an Kohlendioxid herangezogen. Ein Wert von 0,15% CO_2 sollte nicht überschritten werden. Er wird allgemein als hygienischer Innenraumluftrichtwert empfohlen und wurde für Räume mit raumlufttechnischen Anlagen, in denen eine sitzende oder leichte Tätigkeit (z. B. Labortätigkeit) ausgeübt wird, entwickelt. Bei schweren körperlichen Tätigkeiten sind besondere Vereinbarungen zu treffen (Quelle 4 siehe Anhang).

Radon
Rechtsverbindliche Regelungen hinsichtlich der Radonbelastung in Wohnungen existieren bisher nicht. Mit lüftungs- und bautechnischen Maßnahmen läßt sich eine erhöhte Radonkonzentration in Wohnräumen deutlich reduzieren. Die Strahlenschutzkommission empfiehlt, die Obergrenze des Normalbereiches der Radonkonzentration in der Innenraumluft – unter Berücksichtigung eines Gleichgewichtsfaktors (der die Relation zwischen den Zerfallsprodukten angibt) – von 0,4 auf 250 Bq/m³ im Jahresmittel festzusetzen.

Bei existierenden Häusern werden Sanierungsmaßnahmen empfohlen, wenn der langzeitige Mittelwert der Radonkonzentration im Wohn- und Aufenthaltsbereich des Hauses wesentlich oberhalb des Normbereiches liegt. Bei der Festlegung des Zeitrahmens für die Durchführung von Sanierungsmaßnahmen sollte man von folgender Zielsetzung ausgehen:

Die kumulierte Radonexposition in demjenigen Zeitrahmen, in dem die Sanierung durchzuführen ist, soll unterhalb der durch die Obergrenze des Normalbereiches verursachten Lebenszeitexposition durch Radon in Häusern, das heißt unter 15.000 Bq/m³ liegen. Bei zukünftigen Häusern sollte durch geeignete Planung gewährleistet werden, daß die Radonkonzentration den Normalbereich nicht überschreitet (Quelle 5 siehe Anhang).

3.10 Radioaktivität

Röntgenstrahlen wurden früher erfolgreich zur Therapie z. B. von Hautkrebsen verwandt. Nach 20–30 Jahren kommt es aber häufig zum Auftreten von Sekundärkrebsen am Bestrahlungsort. Im Gegensatz zu den Spätfolgen gewollter medizinischer Maßnahmen ist die sogenannte Tschernobyl-Dermatose die schwerwiegende ungewollte Spätfolge eines Super-GAUs von Kernkraftwerken. So lautet das Ergebnis einer Untersuchung von Ralf Peter, Ludwig-Maximilians-Universität, München, an 15 Tschernobyl-Opfern:

„Alle untersuchten Patienten waren zum Zeitpunkt des Unfalls oder während der Aufräumarbeiten verstrahlt worden. Alle erlitten eine akute Strahlenkrankheit, die bei 10 Patienten auch zu Hautschäden wie Strahlenulzera und Keratosen und zur Bildung von schweren kutanen und subkutanen Fibrosen führte. Bei drei Patienten wurden Amputationen (Finger, Zehe, Unterschenkel) notwendig. Zum Zeitpunkt der Untersuchung, d. h. fünf Jahre nach dem Unfall, hatte sich zwar der Allgemeinzustand der Patienten verbessert, doch die Hautschäden hatten zugenommen. Die Ausdehnung der beschädigten Haut variierte von < 4 % bis > 50 %. Die häufigsten Symptome waren: trockene Haut mit craquelé-artigem Aussehen, Teleangiektasien (erweiterte Gefäße), Atrophien (Gewebeuntergänge), Keratosen und schließlich Ulzera. Zu den weiteren charakteristischen Veränderungen zählten Blutschwämme und Pigmentstörungen. Ebenfalls betroffen waren die Hautanhangsgebilde. Es traten Verlust des Haupt- und Körperhaares und Blutungen im Nagelbett auf. Außerdem hatte die Beteiligung von Händen und Füßen schwere Behinderungen aufgrund der herabgesetzten mechanischen Belastbarkeit zur Folge. Bösartige Veränderungen an der Haut oder den übrigen Körperpartien sind bisher ausgeblieben, doch sind sie nach langer Latenz möglich". (Quelle 6 siehe Anhang)

Man rechnete ursprünglich mit einem frühen Anstieg der Tumorrate, wie es nach den Atombombenabwürfen von 1945 in Japan der Fall war. Damals waren viele Menschen an Malignomen der inneren Organe und des Knochenmarks gestorben, den typischen Folgen von Neutronen- und Gammastrahlen. Doch in Tschernobyl wurden vor allem betastrahlende Partikel freigesetzt. Diese Strahlen haben eine kurze Reichweite und führen deshalb zu relativ geringen Schäden an Knochenmark und anderen inneren Organen. Doch an der Haut kommt es zu ausgeprägten Schäden. R. Peter spricht in diesem Zusammenhang vom „kutanen Strahlensyndrom".

3.11 Elektromagnetische Strahlenfelder

Das drahtlose Telefonieren erfüllt den Wunsch des modernen Menschen, jederzeit auf der ganzen Welt erreichbar zu sein. Mit den Funkwellen wird die Information aus dem unmittelbaren Umfeld der Kopfhaut zum nächstgelegenen Funkturm oder Antennenmast gesendet, verstärkt und weitervermittelt, bis sie schließlich beim Empfänger landet. Derzeit fordert das Bundesamt für Strahlenschutz (BfS) die Einführung von Grenzwerten, denn im menschlichen Körper führt eingestrahlte hochfrequente (HF-) Energie vor allem zur Erwärmung von Körpergewebe. Im Experiment hat sich gezeigt, daß Wirkungen von HF-Strahlung erst dann nachzuweisen sind, wenn sich einzelne Körperbereiche oder das gesamte Körpergewebe um mehr als 1° C erwärmen. Wenn diese Schwelle deutlich überschritten wird, kann es bei Dauerbelastung in Einzelfällen zu Störungen des Stoffwechsels und des Nervensystems sowie zum grauen Star kommen. Bei sehr starken HF-Feldern kann auch die embryonale Entwicklung gestört werden. Unterhalb dieser Schwelle sind schädliche Wirkungen von HF-Strahlung nicht beobachtet worden, was Patienten nicht davon abhält, derartige Strahlen z.B. für Haarausfall oder Hautkrebs verantwortlich zu machen.

Im Nahbereich der Antenne der Mobilfunkgeräte, welche die gesamte benötigte HF-Energie abstrahlt und empfängt, müssen die Teilkörper-Grenzwerte unbedingt eingehalten werden. Daraus lassen sich höchste Sendeleistungen für verschiedene Gerätetypen ableiten, die eben nicht überschritten werden dürfen. Damit wird das Überwärmen verhindert, und besonders das Auge wird geschützt, das wenig durchblutet wird und deshalb zusätzliche Wärme schlecht abführen kann. Bei modernen

Mobilfunkgeräten versucht man von vornherein, mit möglichst geringer Sendeleistung auszukommen. Dennoch ist die Einstrahlung der HF-Energie in den Kopf sehr unterschiedlich und stark von der Bauform des jeweiligen Gerätes und von der Art der Benutzung abhängig. Der Antennentyp, die verwendete Frequenz, die Ausgangsleistung und schließlich die Dauer des Gesprächs spielen weiterhin eine wichtige Rolle.

Werden bei Handies im D-Netz Ausgangsleistungen bis zu 2 Watt (Spitzenleistung) nicht überschritten und im E-Netz bis zu 1 Watt, so gibt es angeblich keine gesundheitlichen Bedenken: Die empfohlenen Grenzwerte sind selbst dann eingehalten, wenn das Gerät direkt ans Ohr gehalten wird. Im C-Netz ist dies für Handies bis zu 0,5 Watt der Fall.

Zum Schutz der Bevölkerung empfiehlt die Strahlenschutzkommission bei Mobiltelefonen die Grenzwerte der DIN/VDE 0848 Teil 2 sowie für die thermischen Wirkungen eine spezifische Absorptionsrate (SAR) von 0,08 W/kg (Ganzkörper) bzw. 2 W/kg (Teilkörper, Mittelung über 10g) und nach Spitzenleistung gestaffelte vorläufige Mindestabstände. Für beruflich Exponierte gelten um den Faktor 5 höhere SAR-Werte (Quelle 7 siehe Anhang)

Autotelefone und transportable Geräte (sog. „Portables") werden in der Regel mit höheren Sendeleistungen betrieben. Hierbei können die Grenzwerte durch eine entsprechende Konstruktion der Geräte eingehalten werden: Zwischen Kopf und Antenne ist ein Abstand einzuhalten. Bei Einbausätzen von Fahrzeugen wird deshalb die Antenne auf dem Dach oder Heck montiert. Fehlt der Hinweis, daß beim Betrieb die Basisgrenzwerte nicht überschritten werden, so empfiehlt die SSK für gebräuchliche Autotelefone und Portables: Im C-Netz (15 W) etwa eine halbe Armlänge Abstand zur Antenne halten, also ca. 30cm; im D-Netz (8 W) genügt bereits eine Handbreite Abstand – etwa 5cm.

Tabelle 28. Grenzwertempfehlungen für elektromagnetische Felder (bei der Frequenz 50 Hz)

Fundstelle	Expositions-bereich	Basisgrenz-wert der elektrischen Stromdichte in mA/m²	Elektrische Ersatzfeld-stärke in kV/m	Magnetische Ersatzfeld-stärke in A/m (*)
DIN V VDE 0848 Teil 4 A2	Expositions-bereich 1	10 (**)	20	4.000 (5.000)
	Expositions-bereich 2	2 (**)	7	320 (400)
Empfehlungen der IRPA	Allgemeine Bevölkerung Dauerauf-enthalt	2	5	80 (100)

(*) Zahl in der Klammer entspricht µT (Mikro-Tesla).
(**) Bei Daueraufenthalt.

Werden die empfohlenen Grenzwerte eingehalten, so sind nach Angaben der Hersteller sowohl akute Schäden als auch langfristige gesundheitliche Beeinträchtigungen durch Mobilfunkgeräte auszuschließen, das gelte auch für Krebserkrankungen. Langzeitbeobachtungen liegen allerdings nicht vor!

4 Prävention und Schadensbegrenzung

Der bekannteste Werbeslogan lautet: Vorbeugen ist besser als Bohren und trifft den Nagel und das Verlangen der Bevölkerung auf den Kopf. Spätestens Anfang der 50er möchte jeder Mitbürger sich vor den Gefahren des Älterwerdens, die häufig mit „Verfall der äußeren Hülle" und somit Verlust an Attraktivität, schlimmer noch Krebs, Schlaganfall und langer Bettlägerigkeit assoziiert werden, schützen. Dabei ist alles eine Frage der richtigen Quantität und Qualität. Und so sind viele gute Ansätze wie z.B. natürliche Baumwollkleidung oder Kosmetik nicht ganz so harmlos wie ursprünglich angenommen.

4.1 Ernährung

Auch wenn uns die Kosmetikindustrie oft glauben machen möchte, daß gesunde, schöne Haut das Ergebnis dessen ist, was ihr aus vielen Tuben und Töpfchen eingerieben wird, so sollte das nicht uneingeschränkt im Raume stehen bleiben. Unsere Haut ist neben vielen Umweltfaktoren Spiegelbild unserer Lebensführung und Ernährungsweise.

Es steht außer Frage, daß falsche oder nicht ausgewogene Ernährung unserer Haut schadet. Skorbut z. B. ist eine Krankheit, die durch den Mangel an Vitamin C ausgelöst wurde. Sie führte dazu, daß der ganze Körper von großen schwarzblauen

Blutergüssen überzogen ist und zuvor Zahnfleischbluten etc. auftritt. Diese früher bei Seefahrern gefürchteten drastischen Auswirkungen gibt es heute nicht mehr.

Eine ausbalancierte, vitaminreiche Ernährung schützt die Haut vor Verletzungen und Entzündungen. Wissenschaftliche Studien haben bisher 13 Vitamine und mehr als 16 Mineralstoffe nachgewiesen, die unsere Haut benötigt, um gesund bleiben zu können. Dies klingt sehr kompliziert, doch wer auf seine Ernährung achtet und sich an die grobe Regel „50% Kohlehydrate, 20% Proteine und 30% Fett" hält, kann diese Ausgewogenheit meist ohne Probleme erreichen.

Wer sich und somit seine Haut gesund erhalten will, sollte darauf achten, daß seine Nahrung alle Nährstoffe enthält, die wichtig sind. Somit können nicht nur ernährungsbedingte Hautprobleme vermieden werden, sondern unser ganzer Organismus fühlt sich wohler. Vor allen Dingen braucht unser Körper Wasser, Proteine, Fette, Kohlehydrate, Vitamine und Mineralstoffe. Wasser ist unentbehrlich für die Stoffwechselprozesse. Das Wachstum und die Erneuerung der Zellen werden durch Proteine angeregt, und die Energie erhält unser Körper durch die Kohlehydrate. Mineralien und Vitamine sind die notwendigen Bausteine für ein normales Wachstum, die Körperfunktionen sowie die Regulierung des Stoffwechsels, die Fette speichern letztlich die Energie.

4.2 Kleidung

Kleidung schützt: vor Witterung, Kälte, Hitze, schädlicher Strahlung, Licht. Die Industrie erarbeitet zur Zeit mit führenden deutschen Dermatologen Stoffe, die eine deutliche Reduktion der Lichtdurchlässsigkeit aufweisen. Hierdurch soll ein optimierter Lichtschutz geboten werden, was in den Augen der Marketingstrategen ein deutliches Plus gegenüber der Konkurrenz aus Billiglohnländern darstellt. Insbesondere Sonnenschirme, Hüte und Hemden sollten ein Prüfsiegel erhalten, das Aussagen zur Lichtdurchlässigkeit gestattet.

Soviel an Positivem zur Kleidung. Doch vieles hat zwei Seiten: Beispiel Damenbekleidung – Leggings. Diese sind bzw. waren wie viele andere der Mode unterworfene Kleidungsstücke ein zeitliches Phänomen. Hinterhältig wird die Sache, wenn diese Kleidungsstücke unmittelbar auf der Haut aufliegen. Solche Hosen sind oft ausgesprochen bunt eingefärbt, ohne daß Genaueres über Farben, deren Herkunft, Zusammensetzung und Toxikologie bekannt ist. Darüber hinaus verspricht das elastische Gewebe, daß in dem Stoff neben sogenannter Naturfaser auch Synthetik eingewoben ist. Nach Einführung dieser Kleidungsstücke traten bei etlichen Patientinnen Hautsymptome im Bereich der Beine auf: deutlicher Juckreiz, teilweise Rötung sowie Bläschenbildung. In wissenschaftlichen Schriften wurde dieses Phänomen als sogenannte „Leggings-Dermatitis" beschrieben. Ursache ist eine allergische Reaktion auf Farbstoffe, die in diesen Kleidungsstücken vorkommen. Um im Einzelfall hinter den Auslöser zu kommen, sind akribische Nachforschungen notwendig. In der Praxis führen wir einen Läppchen-Test mit 20 verschiedenen Textilfarbstoffen durch, um den Übeltäter zu erkunden. Ist ein solcher eindeutig durch entsprechende Hautreaktion zu erkennen, beginnt die Suche erst: Zunächst muß man unter dem Kleiderpool das entsprechende Kleidungsstück herausfinden, dann darf der Patient in Kontakt mit dem Hersteller treten und versuchen, genauere Informationen über die verwandte Farbe etc. herauszufinden. Meist wird ihm dies aus diversen Gründen nicht gelingen, der Hautarzt ist aber schon gar nicht mehr in der Lage, jedem einzelnen Verdacht nachzugehen. In schwierigen Fällen wird er selbstverständlich den Patienten in seinem Bemühen unterstützen und direkt Kontakt mit dem Hersteller aufnehmen. Ob dies zu einem greifbaren Ergebnis führt, ist aber – wie wir anhand diverser Beispiele festgestellt haben – durchaus fraglich.

Pflanzenschutzmittel und Formaldehyd in Kleidung

Ein anderes Problem ist die Verwendung von Pflanzenschutzmitteln bei der Herstellung sogenannter Naturstoffe, die aus Baumwolle gewonnen werden. Gerade die Baumwollkleidung wird ja von den Dermatologen als beste Alternative für die Haut von Neurodermitikern empfohlen und gilt als besonders hautfreundlich. Bei Untersuchungen des Bayreuther Instituts für ökologische Chemie fanden sich in Baumwoll-T-Shirts zum Teil erhebliche Mengen an Dioxinen, die sich beim Tragen von den Fasern ablösen und auf die Haut übergehen. Eine Schädigung des Immunsystems durch derartige Kontaminationen ist nicht auszuschließen, da die Bayreuther Wissenschaftler in manchen T-Shirts bis zu 350 ng Dioxin pro Kilogramm Stoff fanden und Wissenschaftler der US-Umweltbehörde in Versuchen nachweisen konnten, daß bereits 5 bis 50 ng pro Kilogramm Körpergewicht das Immunsystem des Menschen irreparabel schädigen können. So ist die Frage einer krebsfördernden Wirkung von derartigen Giften bis zum heutigen Tage nicht befriedigend geklärt.

Ein weiteres Problem stellt der häufige Nachweis von formaldehydhaltigen Verbindungen in Leinen- und Baumwollhemden dar. Die Formaldehyde werden eingesetzt, um das Knittern und Einlaufen von Hemden zu verhindern. Formaldehyd kann durchaus schwere Allergien auslösen und in hohen Konzentrationen (Lösen durch Schwitzen!) krebserregend wirken.

Insektizide und Pestizide

Das bisher noch am wenigsten untersuchte Hauptproblem ist der Einsatz von Insektiziden und Pestiziden in den Baumwollfeldern. Jedes Jahr werden zwischen 150 und 250 Tausend Tonnen dieser Stoffe auf den Baumwollfeldern der Welt verteilt: rund 1/5 der Weltproduktion. Gerade in der Baumwolle, einer sogenannten Naturfaser (welch ein Widerspruch!!!), aus der etwa 30% aller Textilkleidung auf der Welt hergestellt sind, ist die Chemie sozusagen zu Hause. So läßt sich die Baumwollernte rationeller gestalten, wenn zunächst die Stauden mit Agent-Orange bestäubt werden, damit die Baumwollkokons herabfallen. Diese kann man dann mittels riesiger Staubsauger ohne großen Personaleinsatz gewinnen. Agent-Orange ist ein aus dem Vietnam-Krieg bekanntes Entlaubungsgift, das mittlerweise Tausenden von Vietnam-Veteranen gesundheitliche Probleme bereitet.

Pentachlorphenol, ein Konservierungsstoff, der in unserem Land seit längerer Zeit verboten ist, steht in dem Verdacht, für den Fund von Dioxinen in Baumwollwäsche verantwortlich zu sein.

Ökologische geprägte Kleidung

Wer derartige Schadstoffkonzentrationen meiden will, ist auf die im Verhältnis zahlenmäßig kleinen Anbieter von Öko-Kollektionen angewiesen: z. B. aus dem Hause Steilmann die Öko-Kollektion „One world". Mehr als 100 andere Hersteller bieten sogenannte Öko-Ware an, die Qualität ist jedoch nicht einheitlich. Ein übergreifendes und qualitätssicherndes Öko-Etikett fehlt bisher. Der Käufer und auch die Verbraucherschutzverbände sollten hier intensiver auf ein einheitliches Öko-Label drängen. Das Problem schreit geradezu nach einem TÜV für Textilstoffe.

Woran erkennt man nun entsprechende Textilwaren? Öko-Standards gibt es viele: Bekannt ist der Öko-Standard 100 des Textilforschungsinstitutes Hohenheim. Derartig gekennzeichnete Waren dürfen Farbstoffe, die Krebs und Allergien auslösen, nicht beinhalten. Pestizide, Formaldehyd und Schwermetalle sind aber im Rahmen gesetzlicher Mindestnormen erlaubt. Mit mehr als 300 Lizenznehmern ist dies das am häufigsten verwendete Öko-Label. Ein anderes Kürzel M.S.T. (Markenzeichen schadstoffgeprüfter Textilien) ist ein älteres Siegel, was auch oft in den Regalen zu finden ist. Auch hier wird auf krebserregende Farbstoffe geachtet, Grenzwerte für Trinkwasser und Lebensmittel sowie Pestizide und Schwermetalle werden eingehalten. Beide Label sind nach Ansicht von Fachleuten zu lasch, eine eindeutige Prüfung garantiert der Arbeitskreis Naturtextilien (AKN), ein Zusammenschluß von 16 kleineren Herstellern. Die Mitglieder haben strenge Auflagen, so dürfen sie nur reine Naturfasern verarbeiten, die nicht chemisch behandelt, nicht mit Chlor gebleicht und regelmäßig auf Pestizidrückstände untersucht wurden. Es werden nur Rohstoffe aus kontrolliertem biologischem Anbau zugelassen.

Ein weiteres Zeichen ist das Güte-Siegel Ecotex. Es garantiert nicht nur die Untersuchung des Endproduktes, sondern auch Gewinnung und Verarbeitung der Fasern. Gleichermaßen wird Recycling und Abfallentsorgung kontrolliert. Auch soll die fertige Textilie auf allergieauslösende Farbstoffe überprüft werden.

Die TÜV-Gruppe Rheinland hat sich auch mit einem eigenen Prüfsiegel am Markt etabliert. Derartig untersuchte Produkte werden mit dem Ecoproof-Siegel ausgestattet. Produkte, die bei Rohstoffgewinnung, Herstellung, Transport und Verkauf sowie der Wiederverwertung den vom TÜV gesetzten ökologischen Maßstäben standhalten, können das neue Zeichen erwerben. Der Einsatz von Mineraldüngern und Pflanzenschutzmitteln ist aber nach wie vor erlaubt. Schließlich vergibt ein Umweltinstitut in Hamburg ein Label, das spezielle Ansprüche an die Fertigung stellt, aber keine Schadstoffgrenzwerte festlegt.

Die Vielfalt der vorgestellten Label zeigt, daß einheitliche Maßstäbe zur Beurteilung von Textilien durch den Käufer dringend von Nöten sind. Wie im Arzneimittelrecht, so wird auch im Bereich der Textilien durch die grenzübergreifenden Verflechtungen im Europäischen Haus eine einheitliche Regelung noch lange auf sich warten lassen. Wer sich aktuell informieren will, ist mit der Zeitschrift „Ökotest" nicht schlecht beraten.

4.3 Hautpflege – Kosmetik

Wahre Liebe, Leidenschaft und Verführung sind heutzutage käuflich geworden. Die Werbetexter in der Duftbranche kennen keine Grenzen mehr, denn Überleben ist auch in dieser Branche ein harter Job. Immerhin geht es um einen Umsatz von etwa 1,2 Milliarden Mark im Jahr, die allein dank der Damendüfte erwirtschaftet wird. „Discounting war 1994 und bleibt 1995 das meistgebrauchte Wort in der Branche" meldete die Fachzeitschrift Drogerie & Parfümerie, doch bei so vielen Anbietern hat man kaum noch eine Übersicht, was auch für unsere Haut empfehlenswert ist. Von 23 der beliebtesten Damendüfte, die von dem Magazin „Ökotest" im Januar 1996 unter die Lupe genommen wurden, können mehr als die Hälfte nur weniger oder gar nicht empfehlen werden, nur zwei sind empfehlenswert. Was gut riecht, muß noch lange nicht aus guten Zutaten gebraut sein. Fast die Hälfte der untersuchten Parfüms enthält gefährliche Nitromoschus-Duftstoffe, und kaum ein Hersteller verzichtet auf das Vergällungsmittel Diethylphthalat, das 19mal während der Untersuchung in hoher Konzentration auftauchte. Nitromoschus-Verbindungen tauchten elfmal auf, gesundheits- und umweltgefährdende halogenorganische Verbindungen dreimal. Der Produkttyp gibt Aufschluß darüber, wie konzentriert der Duft ist. Bei einem Eau de Cologne macht der Duftstoffmix etwa 3–5% aus, bei einem Eau de Toilette etwa 8%. In einem Eau de Parfum sind etwa 10–15% der Duftessenz. Ihre Konzentration ist in einem reinen Parfüm mit 15–30% am höchsten. Doch dies sagt immer noch nichts über die „Zusatzstoffe", die darin zu finden sind, oder deren Auswirkungen auf die Haut. Nitromoschus-Verbindungen lagern sich vor allem in Fettgewebe ab. In Muttermilch werden sie seit Jahren bereits nachgewiesen. Moschus-Xylol gilt als krebserzeugend, Moschus-Ambrette, dessen Verwendung die Europäische Kommission in kosmetischen Mitteln jetzt verboten hat, schädigt im Tierversuch das

Nervensystem und löst Veränderungen im Erbgut aus. Zudem gilt Ambrette als starkes Photoallergen, d. h. es kann im Zusammenspiel mit Licht Allergien auslösen. Das inzwischen häufig ersatzweise eingesetzte Moschus-Keton ist noch kaum erforscht. Doch wie bereits vom Bundesinstitut und vielen Herstellern bekräftigt, kann man nur schwer davon ausgehen, daß es unschädlich ist, da es früher als Unkrautvernichtungsmittel eingesetzt wurde. Zudem sind diese Verbindungen in der Umwelt nur schwer abbaubar. Angesichts dieser Bilanzen ist es unverständlich, daß weltweit pro Jahr schätzungsweise weit mehr als 1000 Tonnen Nitromoschus-Verbindungen produziert werden – offenbar deshalb, weil sie billiger sind als Ersatzstoffe.

Alkohol wird absichtlich für Kosmetika vergällt, um die Branntweinsteuer zu sparen. Der Alkohol sorgt dafür, daß der Duftstoffmix, die ölige Grundlage eines jeden Parfüms, gelöst wird. Doch er kann auch die Haut reizen und austrocknen.

Das häufig vorhandene Vergällungsmittel Diethylphthalat, das auch durch Duft-Öle ersetzt werden könnte, wird von der menschlichen Haut aufgenommen und kann ihren Schutzmechanismus beeinflussen und verändern. Halogenorganische Verbindungen enthalten Chlor, Brom oder Jod und können allergische Reaktionen und andere Gesundheitsschäden hervorrufen.

Daß die Hersteller ihre Flaschen in Umkartons stecken, wird nur deswegen toleriert, weil sie ausnahmslos dem Schutz von ökologisch vorteilhaften Glasbehältern dienen. Doch Goldprägungen und strahlende Verpackungen, sprich PVC, chlorierte Kunststoffe und Formaldehydharz belasten die Umwelt durch Produktion und Entsorgung. Für die chlorierten Kunststoffe gibt es inzwischen genügend Alternativen.

Fest steht, daß die Zahl der Duftstoff-Allergiker mit zunehmender Anwendung parfümierter Kosmetika steigt. Duftstoffe verursachen nach Nickel inzwischen am zweithäufigsten allergische Reaktionen. Eine Duftstoff-Allergie wird schon bei

15 % aller Getesteten diagnostiziert. Dabei ist es für einen Allergologen äußerst schwierig herauszufinden, welcher Duftstoff die Reaktion auslöst, denn in einem Parfüm können bis zu 100 Stoffe stecken. Berichten von Hautärzten zufolge können Monate vergehen, bis ein Parfüm-Hersteller unter strengsten Geheimhaltungsauflagen bereit ist, die Rezeptur preiszugeben. Aus Frankreich kommt die Idee, Nebenwirkungen von kosmetischen Produkten wie bei Arzneimitteln laufend am Markt zu beobachten und sie gegebenenfalls von Hautärzten auf ihre Unverträglichkeit hin testen zu lassen (Institut Cosmetovigilance IRIS, Paris).

4.4 Hautschutz

Ein großes Problem stellen Hauterkrankungen beim Umgang mit berufsspezifischen Substanzen dar. Wie bereits erwähnt, nehmen insbesondere Allergien in der Bevölkerung unabhängig vom Alter und Geschlecht ständig zu. Und oft ist gerade diese angeborene Neigung der Haut, allergisch zu reagieren, die Grundlage für eine spätere Erkrankung durch beruflichen Kontakt mit allergisierenden Stoffen. Mit einem Drittel aller angezeigten Berufskrankheiten stehen Hauterkrankungen an der Spitze der schwarzen Listen. Nicht rechtzeitig behandelte Erkrankungen können zu langandauernden Beschwerden führen, die den Verlust des Arbeitsplatzes und die Aufgabe aller Tätigkeiten zur Folge haben. Der Schutz vor Gefahrstoffen ist aus diesem Grund ein wichtiges Thema.

Bereits auf der Baustelle, in der Fabrik oder im Reinigungsgewerbe werden zunehmend „hautunfreundliche" Chemikalien verwendet wie Säuren, Alkalien, Chromate, Lösungsmittel, Schneid- und Bohröle, Lacke, Verdünnungen, Harze, Kunstharze und Beizen, welche die gesunde Haut und ihre natürliche Widerstandskraft zerstören.

Gefahrstoffe können die Haut auf drei Arten angreifen:

- durch direkte Schädigung;
- nach Abnutzung und Erschöpfung der Widerstandskraft der Haut;
- durch zunehmende Empfindlichkeit der Haut (Sensibilisierung bis Allergie).

Um diese Schäden zu vermeiden, bleiben nur zwei Möglichkeiten, und zwar Schutzhandschuhe und/oder Handschutzcreme.

Handschuhe als Schutz

Der sichere Handschutz für Hände und Handgelenke sind Handschuhe aus Leder, Gummi oder Kunststoff, wobei man zugeben muß, daß sie im täglichen Gebrauch Vor- und Nachteile haben.

Der deutlichste Nachteil ist, daß beim längeren Tragen von Handschuhen die Haut durch den Schweiß erweicht und sich auflöst. Der Hauterweichung kann man durch die Anwendung von gerbstoffhaltigen Hautschutzcremes vorbeugen. Möglich ist auch die Benutzung von Baumwollhandschuhen bzw. baumwollgefütterten Handschuhen. Beim Umgang mit härtenden Chemikalien (Klebstoffe, Beschichtungen) kommt die Gefahr von Rißbildungen im Handschuh hinzu, wodurch die Stoffe dann doch eindringen können. Darüber hinaus ist bei vielen Arbeitsvorgängen Tastgefühl notwendig, was die Benutzung von Handschuhen ja nicht gewährleistet. Daraus folgt, daß bei bestimmten Tätigkeiten wie z. B. Bohren, Drehen oder Fräsen gar kein Schutz erlaubt ist.

Wichtig ist auf jeden Fall die richtige Auswahl: Handschuhe aus Kunststoff und Gummi schützen sehr gut gegen Öle, Fette, Lauge, Säuren und Lösemittel. Völlige Dichtigkeit können jedoch auch diese Handschuhe nicht erreichen, so daß durch feinste Risse hautschädigende Flüssigkeiten eindringen können.

Handschuhe aus Latex schützen vor anorganischen Chemikalien wie z. B. Säuren, Basen und Salzlösungen, aber nicht gegen Öle und viele andere organische Stoffe. Vorteilhaft ist ihr hoher Tragekomfort.

Handschuhe aus Polychloropren bewahren sowohl vor anorganischen Chemikalien als auch vor sehr vielen organischen Stoffen, jedoch nicht vor chlorierten Kohlenwasserstoffen. Ein Vorteil dieses Materials ist ohne Zweifel seine Belastbarkeit.

Solche aus Polyvinylchlorid (PVC, Vinyl) schützen sehr gut vor Säuren und Laugen, aber nicht vor Lösemitteln.

Handschuhe aus Leder oder Stofftrikot helfen trotz des Tragekomforts nicht gegen Gefahrstoffe.

Schutz durch Salben

Eine weitere Möglichkeit des Hand- und Hautschutzes sind Salben, die die Gefährdung durch Entfettung und Chemikalien herabsetzen können. Die Haut soll durch geeignete Salben soviel wie nur möglich entlastet werden, um ihre natürliche Schutzfunktion nicht vorzeitig zu erschöpfen. Dafür müssen spezielle Hautsalben verwendet werden, denn rein kosmetische Salben und Cremes können diese Art von Schutz nicht gewährleisten.

Um die richtige Salbe auswählen zu können, muß man das Anwendungsgebiet berücksichtigen: Wasserlösliche Hautschutzpräparate (Öl- und Wasseremulsionen) sind geeignet beim Umgang mit wasserunlöslichen Stoffen, also bei Arbeiten mit organischen Lösemitteln, Mineralölen, Fetten, Ölfarben, Kunstharzen und Klebstoffen. Wasserunlösliche Hautschutzpräparate (Wasser-in-Öl-Emulsionen) sind geeignet beim Umgang mit wasserlöslichen Gefahrstoffen und wässrigen Lösungen wie z. B. Säuren, Laugen, Kühlschmierstoff-Emulsionen, lösemittelfreien Wasch- und Reinigungsmitteln.

Solche Präparate sind vor Arbeitsbeginn und nach dem Händewaschen auf die saubere Haut aufzutragen und sorgfältig in die Hautfalten und Nagelfalze einzureiben.

Kurz gesagt, drei Punkte sind für den Handschutz wichtig:

- Ein spezieller Hautschutz je nach Gefährdung;
- Eine schonende Hautreinigung, die auf die Art und den Grad der Verschmutzung abgestimmt sein muß;
- Eine regelmäßige Hautpflege, die der Haut verloren gegangene Feuchtigkeit und Fettstoffe zurückgibt, um deren Regeneration zu ermöglichen.

Medizinische Hautcremes bzw. Salben sind insbesondere für vorgeschädigte Haut geeignet, z. B. bei Psoriatikern oder Neurodermitikern. Hier gibt es nischentypische Spezialanbieter wie z. b. die Firma Hans Karrer mit Ihrer auch kosmetisch anspruchsvollen Excipial-Serie oder Dumex mit ihrer klassischen Abitima-Salbe.

4.5 Alternative Behandlungsformen

Von dermatologischen Patienten werden zunehmend alternative Therapien bei allergologischen und umweltmedizinischen Erkrankungen gefordert, deshalb werden diese nebenwirkungsarmen Behandlungsformen im folgenden kurz umrissen.

Therapie mit ätherischen Ölen. Der Geruchssinn ist der älteste Sinn, über den der Mensch verfügt. Im Gegensatz zu anderen Lebewesen wie z. B. den Hunden ist er bei uns nur rudimentär vorhanden, ist aber gleichzeitig für die Einschätzung von positiven bzw. negativen Einflüssen nicht zu unterschätzen. Wohlgerüche sind seit altersher bekannt, bereits in der Bibel werden Balsam, Weihrauch und Myrrhen erwähnt. Essenzen und Parfüme werden heutzutage allseits verwandt und sorgen in bekannter Art und Weise für allergische Reaktionen, genauso natürlich für Wohlbefinden und Attraktivität. Der Geruchssinn ist zudem der einzige Sinn unseres Körpers, der unmittelbar mit dem ältesten Teil unseres Gehirns in Verbindung steht und somit direkt die Gefühle und "Seele" beeinflußt. In der Medizin spielt der Geruchssinn eine durchaus unterschätzte Rolle. So lassen sich etliche Krankheiten auch mittels des charakteristischen Körpergeruchs verströmten Geruches erkennen (z. B. Patienten mit Nierenversagen, Mundgeruch wegen einer schadhaften Leber, Hefepilzbesiedelung des Magen-Darm-Traktes usw.).

Die Therapie mit ätherischen Ölen beruht auf der bewußten Beeinflussung des Riechsystems mit angenehmen Essenzen. Am geeignetsten ist die Einnahme von 1–2 Tropfen von ätherischen Ölen auf einem Teelöffel, mit etwas Honig aufgelöst in einer Tasse warmen Wassers oder als Kräutertee. Hier eignen sich Anis, Fenchel, Kampfer, Muskatnuß, Nelke, Salbei, Thymian und Zimt. Eine andere Möglichkeit ist die Verwendung einer sogenannten Aromalampe. Die Kerze erwärmt die Lampe und bringt die Flüssigkeit zum Verdunsten, die Raumluft wird beduftet. So eignen sich für die Sauna Fichtennadel, Kiefernadel oder Zirbelkiefer, für das Examenzimmer Thymian, Eukalyptus oder Wacholder, bei Weihnachtsfeiern empfehlen sich Bitterorange und Zimt, Meditationsräume werden gerne gefüllt mit Weihrauch, Myrrhe und Muskatellern, und schließlich wird die Anwendung von Jasmin für die idyllischen Stunden zu zweit empfohlen.

Gut bekannt in der Medizin ist die Anwendung von ätherischen Ölen als Badezusatz, als Vermittler verwendet man Honig, Milch oder Sahne, die gleichzeitig noch pflegende Eigenschaften besitzen. Das ätherische Öl wird mit einem der Emulgatoren gemischt und dem Badewasser beigegeben. Als Einschlafbad empfiehlt sich bei Allergikern z. B. die Anwendung von 5 Tropfen Lavendel, 3 Tropfen Kamille und 2 Tropfen Aneroli.

Eine weitere Anwendung findet sich als Körperöl, hier löst man kaltgepreßte fette Öle und 23% natürliche ätherische Öle. Beides zusammen wird in eine Flasche gegeben und verschüttelt. Bezogen auf 100ml fettes Öl (Mandel, Yoyoba, Avocado oder Weizenkeimöl) vewendet man als Beruhigungsöl 15 Tropfen Lavendel, 15 Tropfen Rosenholz, 5 Tropfen Geranien sowie 5 Tropfen Kananga, als Anwendung bei Cellulite 20 Tropfen Zitrone, 10 Tropfen Wacholder und 10 Tropfen Cypressenöl (siehe auch „Ätherische Öle für Körper, Geist und Seele", OBIS-Verlag)

Weitere alternative Therapieformen, die unsere Aufmerksamkeit verdienen sollten, sind Aikido, Akupressur, Akupunktur, Ayurveda, Moxibustion, Qigong, Reiki und Shiatsu, Tai Chi, Tuina, Yoga, Zen. Im folgenden möchte ich Ihnen diese Therapieformen wegen des zunehmenden Interesses kurzvorstellen:

- Aikido. Übersetzt heißt es etwa „Weg zum Gleichgewicht der Lebensenergie". Es ist eine gewaltose Selbstverteidigungsmethode, die der Japaner Morihei Ueshiba in den zwanziger und dreißiger Jahren entwickelte und die auch als reine Bewegungstherapie eingesetzt wird. Ihr Ziel ist die Überwindung von Muskelverspannungen und Angstgefühlen.
- Akupressur. Die Akupressur (lateinisch: „Nadeldruck") ist eine chinesische Massagetechnik zur Selbstbehandlung, die nur punktuell Druck ausübt – die Punkte sind dieselben wie bei der Akupunktur und liegen entlang der Körpermeridiane, durch die nach chinesischer Auffassung die Lebensenergie Chi fließt. Ihre Stimulation kann die Tätigkeit der inneren Organe beeinflussen. Der Laie

kann hier in relativ kurzer Zeit für seine Probleme relvante Druckpunkte „erlernen".

- Akupunktur (lateinisch: „Nadelstich") ist die stärker wirksame Variante der Akupressur und gehört in die Hand des Arztes. An den Meridianpunkten, über die der Arzt auf ein bestimmtes Organ einwirken will, dreht er Nadeln in die Haut, die dort etwa 20 Minuten stecken bleiben. Angewandt wird Akupunktur vor allem zur Schmerzbehandlung, etwa gegen Migräne oder Gliederschmerzen, aber auch gegen psychosomatisch bedingte Störungen wie Schlaflosigkeit und Erschöpfung. In unserer Praxis wird die Akupunktur insbesondere Neurodermitikern angeboten, für diese Indikation ist sie ausdrücklich seitens der WHO als Therapie zugelassen.
- Ayurveda (Sanskrit: „Wissen vom Leben") ist die um das Jahr 500 in Indien schriftlich fixierte Gesundheitslehre, die sich als ganzheitliche Präventivmedizin versteht und das Ziel hat, Rahmenbedingungen zur Herstellung eines inneren Gleichgewichts zwischen den drei sogenannten Konstitutionsprinzipien Vata, Pitta und Kapha zu schaffen. Die wichtigsten Hilfsmittel sind regelmäßige Ernährung mit der Hauptmahlzeit am Mittag, Streßmanagement durch Meditation sowie die Entgiftung: Ölmassagen befreien den Körper von fettlöslichen Schadstoffen, die er durch Luft und Nahrung permanent aufnimmt.
- Moxibustion, lateinisch für „Verbrennung", ist eine weitere Therapie, bei der Punkte am Körper stimuliert werden, um über sie auf innere Organe zu wirken. Hier erfolgt die Stimulation durch Hitze: Sie wird daher bei Patienten angewandt, die über Kältegefühle klagen. Ursprünglich wurden in Kegelform gepreßte Heilkräuterhaufen („Moxa") direkt auf die Haut gelegt und anschließend angezündet. Inzwischen werden sie meist durch Wärmepflaster ersetzt.

- Qigong, das chinesische Wort für „Energie-Übung", ist ein System von Atem-, Bewegungs- und Konzentrationsübungen, das aus den Bewegungsabläufen von fünf Tieren entwickelt wurde: Tiger, Reh, Affe, Bär, Kranich. Wichtiger als der gymnastische Effekt ist die Funktion, sich mit Energie geradezu aufzuladen. Qigong-Meister können diese Energie mit heilendem Effekt weitergeben. Im Westen wird Qigong meist auf eine reine Entspannungstechnik reduziert.
- Reiki ist das japanische Wort für „Universelle Lebenskraft" und ist eine von dem Japaner Mikao Usui Ende des 19. Jahrhunderts in alten Sanskrit-Schriften wiederentdeckte Methode, innere Energie über die Hände des Therapeuten auf den Patienten zu übertragen, um ihn zu entspannen. Wichtig ist die Konzentration auf die sieben über den Körper verteilten Energiezentren, die jeweils andere Fähigkeiten steuern: z.B. das Stirnchakra die Intuition, das Kehlkopfchakra die Kommunikation, das Herzchakra die Emotion, das Nabelchakra den Verstand.
- Shiatsu (japanisch: „Fingerdruck") ist die erst im 20. Jahrhundert eingeführte Bezeichnung für die japanische Massage, die mit der chinesischen Akupressur eng verwandt ist, aber am bekleideten Körper ausgeführt wird. Auch bei Shiatsu drückt der Therapeut Punkte und Körperzonen entlang der Meridiane (= Energiekanäle), wobei er seine Daumen, Finger, Handballen, Ellbogen, Knie und sogar die Füße einsetzt. Ziel ist, durch „freien Energiefluß" Spannungszustände zu beseitigen.
- Tai Chi (chinesisch: „Firstbalken"; übertragen: „Höchstes Gesetz") ist der Oberbegriff für ein ganzes System von Bewegungsübungen. Im Westen bekannt ist nur die Untergruppe des Tai Chi Chuan (Tai Chi-Boxen), für das auch die unzutreffende Bezeichnung „Schattenboxen" populär ist. Dabei handelt es sich um eine Gymnastik mit kontrol-

lierter Atmung, langsamen Bewegungsabläufen und meditativer Komponente, die altersunabhängig erlernt werden und ebenso als Selbstverteidigungsmethode wie als Entspannungsübung dienen kann.

Tuina, das chinesische Wort für „Druck-Reibung", ist eine Massage innerhalb der traditionellen chinesischen Medizin. Einbezogen ist die Akupressur, darüber hinaus werden bei dieser Massage Muskeln gestreckt und gepreßt, um Gelenke einzurenken oder gebrochene Knochen zu richten und dadurch Operationen zu vermeiden.

Yoga (Sanskrit: „Anschirren" der Seele an Gott) ist ein indisches Meditationssystem, das bereits im zweiten Jahrhundert vor Christus schriftlich festgelegt wurde. Von den zahlreichen Methoden wird im Westen vor allem Hatha-Yoga praktiziert, das Atem- und Bewegungsübungen vorsieht. Von den acht Yoga-Stufen sollen meist nur die dritte und vierte erreicht werden: Asana („Sitz"), die Bezeichnung für die vorgeschriebenen Körperhaltungen, und Pranayama („Beherrschung des Atems"). Haupteffekt ist eine muskuläre und psychische Entspannung.

Zen (japanisch: „Selbstversenkung") ist eine in Japan vorherrschende Form der buddhistischen Meditation. Der amerikanische Physiotherapeut William S. Leigh hat daraus in den achtziger Jahren eine Zen-Körpertherapie abgeleitet, die westliche Traditionen der Körperarbeit, aber auch Shiatsu-Massagetechniken einbezieht und besonders gegen schmerzhafte Gelenk- und Muskelverkrampfungen eingesetzt werden kann.

Farbtherapie

Über die wohltuende Wirkung von Licht haben wir uns schon weiter oben orientiert. Gewisse Farben haben Wirkung auf unser Wohlbefinden und können möglicherweise via Sehbahn die Cortisolausschüttung der Nebennieren beeinflussen. Sie kennen selbst das Phänomen, daß Ihnen gewisse Farben sympathischer sind wie andere. In umgekehrter Art und Weise haben Farben Einfluß auf das Wohlbefinden des Menschen und sind somit als ideales Therapeutikum anzusprechen. Als vielversprechender Ansatz sind hier neue Ansätze für Therapien für chronische Hautkranke zu erkennen, die allerdings von den Kassen – da in Erprobung – noch nicht übernommen werden. Prominenter Promotor dieser Methode ist der Bruchsaler Heilpraktiker Mandel. Bekannt ist auch die Möglichkeit, den Zeitensprung (jet lag) beim Langstreckenflug mittels lokaler visueller Lichtapplikation zu kompensieren.

4.6 Altershaut

Das Problem „Altershaut" ist nicht zuletzt ein Spiegel der Umwelteinflüsse während des bisherigen Lebens auf die äußere Hülle des Menschen. Die alte Bäuerin ist das typische Beispiel, was Licht und lebenslänglich harte körperliche Arbeit in das Gesicht eines Menschen schreiben können. Betrachten Sie bei diesen Mitbürgern die übrige Haut, werden Sie feststellen, daß hier gar blaublütige Verhältnisse herrschen: wo keine Sonne einwirkte, ist die Haut zart, hell und um Jahre bis Jahrzehnte jünger. Alterswarzen fehlen häufig ganz. Das hauteigene Immunsystem ist noch intakt im Gegensatz zur dunkelgebräunten Haut im Sinne des Schönheitsideals des modernen Großstadtmenschen. Auf dem Lande war man von der Mode eben noch nie so abhängig …

Zur Wissenschaft: Im Vergleich zum jungen Erwachsenen sind bei älteren Menschen nicht nur die Herztätigkeit, die Nierenfunktion, die Lungenfunktion usw. anders, sondern gerade die Haut zeigt deutliche Unterschiede bezüglich der Struktur und Funktion des Gewebeaufbaus, der Reaktion auf Gewebeschäden oder schädliche Umwelteinflüsse und in der Erkrankungshäufigkeit. Die Haut erfährt im Laufe ihres Lebens eine Reihe von physiologischen Veränderungen.

Die Babyhaut zum Beispiel muß ihre natürlichen Schutzmechanismen erst noch entwickeln, der Säureschutzmantel ist noch nicht ausgebildet, so daß Viren, Pilze oder Bakterien ein leichtes Spiel haben. Aber: Die Babyhaut ist schon in der Lage, sich selbst zu regenerieren, so daß nur Einfachprodukte zur Reinigung und Pflege notwendig sind, wie z. B. Reinigungsöle beim Wechsel der Windeln.

Die Haut eines gesunden Erwachsenen dagegen hat mit der Bildung des Fett- und Säureschutzmantels ihre Schutzmechanismen gegen Reizungen von außen voll ausgebaut. Die Probleme kommen erst wieder später zum Vorschein bei der alternden Haut, denn die Fettbildung läßt nach, der Säureschutzmantel verliert seine Schutzfähigkeit, Krankheiten und Umweltfaktoren haben die Haut vorgeschädigt, und somit ist sie wieder für Viren, Pilze oder Bakterien offen. Dazu kommen noch fehlerhaft verwendete Reinigungsprodukte und Seifen. Besonders kritisch zeigt sich die Entwicklung der Haut bei Pflegebedürftigen; durch unsachgemäße Pflege, die Folgen von Harn- und/oder Stuhlinkontinenz sowie die Anwendung von eindimensionalen Pflegeprodukten (z. B. Franzbranntwein: durchblutungsfördernd, trocknet jedoch die Haut aus!) werden die Probleme zusätzlich verstärkt. Bei fehlender Mobilität kommt dann noch die Gefahr des Wundliegens hinzu, worauf Pflegefachkräfte in ambulanter und stationärer Pflege besonders achten sollten.

Bereits der Laie kann mit bloßem Auge Altersvorgänge an der Haut erkennen. In erster Linie handelt es sich um Verdünnung, Faltenbildung, Altersflecken, Alterswarzen und eine Reduktion der Haarfollikeldichte des behaarten Kopfes mit einem Grauwerden der Haare.

Eine der auffälligsten Veränderungen im Alter ist die Verdünnung der Epidermis, mit einer Abnahme der Zellagen, einer Abflachung der Keratinozyten und der Reteleisten. Während bei jungen Erwachsenen die Epidermis der Extremitäten und des Stammes durchschnittlich 35–50 µm dick ist, mißt sie mit 70 Jahren nur noch 25–40 µm, eine Veränderung, die bei beiden Geschlechtern vorkommt. Den wesentlichen Anteil an der Ausdünnung hat die Dermis. Ihr Substanzverlust betrifft alle Schichten, besonders ausgeprägt kann er in der Papillarschicht sein. Weit stärker ist die Dünnhäutigkeit bei den Patienten, die zusätzlich noch eine senile oder nach der Menopause einsetzende Osteoporose zeigen. Eine solche Verdünnung der Epidermis und der Dermis führt zu einer leichten Verletzbarkeit und in Kombination mit einer Verringerung von Zellenzymaktivitäten zu einer verzögerten Wundheilung.

Von Bedeutung ist auch die Tatsache, daß epidermale, dermale und subkutane Strukturen im Alter weniger intra- und extrazelluläres Wasser speichern können. Deswegen zeigt die Altershaut einen geringeren Turgor und wird an der Oberfläche trocken und rauh. Außerdem führt eine verminderte und qualitativ veränderte Synthese der wichtigsten dermalen Bestandteile, des Kollagens und des Elastins, zu einer zusätzlich erhöhten Verletzbarkeit. Bei den meisten älteren Menschen findet sich auch eine verminderte Zugbelastbarkeit, Elastizität sowie geringere Rückformungstendenz der Haut nach Deformationen. In der Basalschicht nimmt die Zahl der Melanozyten ab, wobei die Ursache für das Grauwerden der Haare in einer verringerten Melaninsyntheseaktivität in den Melanozyten der Haarwurzel zu liegen scheint. Andererseits neigen die Melanozyten zu lokalisierten Proliferationen, die in Form von Altersflecken, Lentigines seniles, auftreten.

Welche Möglichkeiten gibt es, um die Haut möglichst lange jugendlich und straff zu erhalten? Zunächst ist eine regelmäßige Pflege, insbesondere bei trockener Haut ein regelmäßiges Auffetten der Haut notwendig. Hier haben sich diverse Kosmetikahersteller etabliert, die mit Margen von 1000% und mehr verschiedene Salbengrundlagen mit schwungvollen, wohlklingenden Namen und eingemixten Düften verteilen.

Der Dermatologe ist heutzutage nicht mehr in der Lage, einen einzelnen Duftstoff exakt zu definieren, der unter Umständen Allergien auslösen kann, vielmehr steht er Tausenden von derartigen Stoffen relativ hilflos gegenüber. Das Problem läßt sich mit wenigen bewährten Salbengrundlagen lösen, über die Sie Ihr Hautarzt gerne beraten wird, und schon hat man eine preiswerte und feuchtigkeitsspendende Creme.

Ist die Haut durch übermäßige Sonnenbestrahlung zusätzlich geschädigt, so spricht der Mediziner von „sonnenbedingten (aktinischen) Lichtschäden". Hier sind in der Jugend häufig grobe Sünden begangen worden, und der Sonne häufig ausgesetzten Partien des Patienten (eventuell Glatze, besonders aber Stirn, Nase, Schultern, Unterarme und Handrücken) zeigen deutliche Spuren vermehrter Belichtung: Hier finden sich Pigmentverschiebungen, zum Teil lokale Hornlamellen (Vorsicht: Krebsvorstufe!!!, Vorstellung beim Hautarzt unbedingt angeraten!!!) sowie auch vermehrt virusbedingte Hautanhangsgebilde wie z. B. Alterswarzen (sogenannte seborrhoische Keratosen – ebenfalls sicherheitshalber dem Hautarzt zeigen!). Nun ist dies zum Teil ein lokales Problem, zum Teil aber können derartige Veränderungen großflächig auftreten und einen ehedem schönen Körper mit lauter Alterswarzen überziehen. Dies sollte spätestens Anlaß sein für die Vorstellung bei einem Hautarzt, um eventuell eine Schältherapie oder ein mechanisches Abtragen mittels eines scharfen Löffels zu beginnen. Auch hier gilt: Je früher der Therapiebeginn, desto weniger eingreifend sind später die therapeutischen Bemühungen.

Eine große Problematik stellt die Präkanzerose dar: Hier bedarf es diverser Therapien, z.B. einer Schältherapie mit Trichloressigsäure oder einer Schleiftherapie. Leichte licht- bzw.

altersbedingte Veränderungen können mit modernen Schälverfahren wie z.B. der alpha-Glykolsäure angegangen werden. Diesbezüglich haben diverse Firmen in Amerika bereits seit Jahren große Erfahrung gesammelt, die entsprechenden Präparate wurden in Deutschland in den letzten Jahren eingeführt. Es empfiehlt sich, sich an spezialisierte Hautarztpraxen zu wenden, um sich dort eingehend über Pro und Kontra der Schältherapie zu informieren. Bei sachgerecht durchgeführter Therapie ist man erstaunt, welch eine positive und revitalisierende Wirkung eine derartige Behandlung auf den äußeren Aspekt des Patienten hat. Die Unebenheiten werden gleichsam weggeschält, die Hautoberfläche ist wieder glatt und ebenmäßig, und auch die sogenannten Altersflecken verschwinden – je nach applizierter Konzentration und Therapeutikum.

Dem erfahrenen Dermatologen stehen verschiedene Therapiemöglichkeiten zur Auswahl, je nach Hautbefund wird er das entsprechende Medikament einsetzen. Nicht unerwähnt sollte bleiben, daß höherprozentige Schältherapien vorwiegend in den Wintermonaten durchgeführt werden sollten, da es ansonsten in Folge der zunächst auftretenden lokalen Entzündungen zu Pigmentstörungen der Haut kommen kann. Dies gilt z.T. auch für den Einsatz von Lasern, über den Sie Ihr Hautarzt ebenfalls beraten wird.

Selten trifft man auf einen älteren Patienten, der nur an einer Hauterkrankung leidet und keine anderen Beschwerden hat. Mit zunehmendem Alter hat man mit einer höheren Anzahl von gleichzeitig auftretenden Krankheiten (Multimorbidität) zu rechnen. Eine Hautveränderung bzw. eine Hauterkrankung verläuft im Falle von begleitenden Erkrankungen schwerer und heilt in der Regel später. Bei Begleiterkrankungen wie zum Beispiel Diabetes kommt es häufig zu einer zusätzlichen Minderdurchblutung und somit Austrocknung der Haut. Gleiches gilt auch im Falle von fortgeschrittenen arteriosklerotischen Erscheinungsbildern.

Verallgemeinernd kann man sagen, daß die Haut älterer Patienten auf alle Reize weniger anspricht. Gesichert ist diese Aussage, was chemische und mechanische Traumatisierung betrifft. Das ist auch der Grund, warum die Wirkung therapeutischer und pflegender Medikamente bei älteren Menschen wesentlich schwerer zu beurteilen ist als bei jüngeren. Die klinische und praktische Erfahrung mit tausenden von jungen und älteren Patienten macht Ihren Hautarzt zum Fachmann für derartige Hautprobleme.

5 Berufsdermatologie: Umweltdermatologie am Arbeitsplatz

Die Zahl der Anzeigen auf den Verdacht einer Berufskrankheit nach Nummer 5101 (Hautkrankheiten mit Ausnahme von Hautkrebs) nimmt seit Jahren kontinuierlich zu. 1991 bezogen sich fast 43% aller Berufskrankheitsanzeigen auf Nummer 5101 der Berufskrankheitenverordnung (BeKV).

Die Nummer 5101 ist folgendermaßen definiert: Schwere oder wiederholt rückfällige Hauterkrankungen, die zur Unterlassung aller Tätigkeiten gezwungen haben, die für die Entstehung, Verschlimmerung oder das Wiederaufleben der Krankheit ursächlich waren oder sein können.

Diese Definition verdeutlicht, daß keineswegs alle durch berufliche Tätigkeit ausgelösten Dermatosen (z. B. aktinische Hautschädigung bei einem Landwirt) bereits als Berufskrankheit im gesetzlichen Sinn gelten können. Zur Anerkennung einer Berufskrankheit müssen mehrere Kriterien erfüllt sein:

- Verursachung (mindestens wesentlich) durch die versicherte Tätigkeit
- schwere und/oder wiederholte Rückfälligkeit
- Zwang zur Aufgabe der auslösenden Tätigkeit.

Andererseits haben nach § 3 der Berufskrankheitenverordnung die Träger der Unfallversicherung (besonders die Berufsgenossenschaften) „mit allen geeigneten Mitteln" der Gefahr der Entstehung, des Wiederauflebens oder der Verschlimmerung einer Berufskrankheit entgegenzuwirken, auch medizinisch-präventive und -rehabilitative Maßnahmen sind zu ergreifen. Hierzu ist u. a. vom Hauptverband der Berufsgenossenschaften 1972 ein sog. Verfahren zur Früherfassung einer möglicherweise berufsbedingten Hautkrankheit (kurz „Hautarztverfahren") eingeführt worden, das auch gilt, wenn noch keine Notwendigkeit einer ärztlichen Verdachtsmeldung auf Berufskrankheit besteht. Auch das geltende Jugendarbeitsschutzgesetz, das durch ärztliche Untersuchungen der Jugendlichen eine einheitliche und ausreichende Erfassung von Gesundheitsrisiken vor Eintritt und nach Beginn des Berufslebens gewähren soll, hat sich bezüglich der primären oder sekundären Prävention von berufsbedingten Ekzemen als wenig wirksam erwiesen. Die sog. „Berufsgenossenschaftlichen Grundsätze" geben zwar Anhaltspunkte für arbeitsmedizinische Vorsorgeuntersuchungen in Berufen mit erhöhtem Berufskrankheitsrisiko, sind aber bisher nicht rechtsverbindlich und fast nur in größeren Betrieben zu realisieren.

Um den direkten Hautkontakt mit hautschädigenden Arbeitsstoffen soweit wie möglich herabzusetzen oder zu verhindern, ist folgendes unumgänglich:

- Technische Schutzmaßnahmen (Austausch schädigender durch weniger schädigende Stoffe, Ausschaltung/Herabsetzung des Hautkontaktes)
- Persönliche Schutzausrüstung (Schutzanzug, geeignete Handschuhe, Gesichtsmaske usw.)
- Spezielle Hautschutzpräparate.

Neben der entsprechenden Testung macht der Hautarzt auf Wunsch des Patienten eine Meldung an die zuständige Berufsgenossenschaft, um dessen Ansprüche im Falle einer am Arbeitsplatz erworbenen Sensibilisierung zu wahren.

5.1 Rechtliche und soziale Aspekte

Schwere und chronisch verlaufende Entzündungen bedingen oft Leistungen der gesetzlichen Rentenversicherung. Nach Erhebungen der Rentenversicherungsträger (1987–89) liegt der rehabilitative Versorgungsgrad bei nicht-tumorösen Hautkrankheiten mit 95–97% deutlich über dem Durchschnitt.

Im Klartext heißt das, daß ein Versicherter, der wegen „zumindest erheblicher Gefährdung seiner Erwerbsfähigkeit" in Folge einer Hautkrankheit erstmals Rentenversicherungsleistungen beansprucht, bei Antragstellung bereits so leistungsgemindert ist, daß er mit ~ 4% Wahrscheinlichkeit eine Rente wegen Berufsunfähigkeit oder Erwerbsunfähigkeit erhält. Der Grundsatz „Rehabilitation vor Rente" wird bei den Hautkrankheiten weitgehend erfüllt.

Die nachfolgende Tabelle gibt einen kleinen Einblick in die Problematik:

Tabelle 29. Punktetabelle der Arbeitsgemeinschaft Berufsdermatologie zur Schätzung der Minderung der Erwerbsfähigkeit (MdE)

Befunde persistierend Verbreitet	Keine	Gering oder wenig	Mittelgradig/ Mäßig	Stark Weit
Hauterscheinung	0	5	10	15–20
Umfang und Intensität der Sensibilisierungen	0	5	10	15–20
Verbreitung des Allergens/ der Allergene	0	5	10	15–20
Bewertung Punkte MdE 0– 5 = 0% 10–15 = 15%		Punkte MdE 20–30 = 20% 35–45 = 25%	Punke MdE 50–60 = 30% >60 = 30%	

Im Anhang unter III. finden Sie Tabelle 30, in der für ausgewählte Stoffe arbeitsmedizinische Bewertungen aufgeführt sind, der Umfang dieser Tabelle würde den Textfluß an dieser Stelle sprengen.

Die meisten zur Berufs- und Erwerbsunfähigkeit führenden nicht-tumorösen Hautkrankheiten betreffen die Hände. Auch entstellende Hautveränderungen am Gesicht oder anderen normalerweise unbedeckten Regionen können Leistungen der Rentenversicherungen bedingen, wenn die Betroffenen im Erscheinungsbild und beruflichen oder sozialen Kontakten schwer behindert sind. Festgestellt wird ein Leistungsanspruch mittels eines Gutachtens, das an spezialisierte Ärzte vergeben wird. Die Materie darf aus eigener Kentnis heraus gerade wegen der vielen juristischen Bestimmungen als überaus kompliziert bezeichnet werden. Die gutachterlichen Untersuchungen verlangen auf dermatologischer Seite eine hohe Fachkenntnis und ein erhebliches Maß an Erfahrung sowie stete Weiterbildung.

6 Weitere Hautaspekte

6.1 Die Haut als Ausdrucksorgan

Arbeitet man täglich mit Patienten, und verliert dabei nicht den Blick für die körperlichen und seelischen Zusammenhänge, so fallen einem oft Gesetzmäßigkeiten auf, z. B. bei Patienten mit Neurodermitis. Diese sind häufig hoch intelligent, überaus empfindlich gegenüber positiven und negativen Reizen ihrer Umgebung und leicht durch negativen Streß (Mobbing etc.) beeinflußbar. Sie reagieren darauf mit Ekzemen im Bereich der Armbeugen, der Kniebeugen, häufig auch der Augenlider. Durch wiederholtes Auftreten von Ekzemen in diesen Regionen erscheint dann der sogenannte Halogenierungseffekt, d. h. die Patienten sehen auch tagsüber verschlafen aus, teilweise werden sie aus Unkenntnis der Zusammenhänge als leberkrank oder gar Alkoholiker eingeschätzt und tituliert.

Soweit es möglich ist, bevorzuge ich die direkte psychotherapeutische Intervention, d.h. der Patient wird von mir über sein Umfeld ausgefragt, dabei stößt man häufig genug entweder auf berufliche oder private Probleme, die dann gemeinsam aufgearbeitet werden. Daß dies bei der Hektik in einer Hautarztpraxis nicht unbegrenzt möglich ist, ist klar. Dennoch läßt sich in den Sitzungen eine Vielzahl von Problemen ansprechen. Hier wirkt man häufig als Moderator, d.h. der Patient ist sich über manche Zusammenhänge durchaus klar, ihm fehlt häufig nur die Möglichkeit, diese „abzuleiten" und zu verarbeiten. Gerade bei Partnerproblemen ist ein Gespräch im Dreierkreis hilfreich. Für viele Patienten ist ein derartiger Vorschlag so ungewohnt, daß sie zunächst fast ungläubig reagieren. Die Akzeptanz ist jedoch erstaunlich hoch, da man dem Patienten damit oft den Gang zum ungeliebten Psychiater erspart. Was den Umgang mit praktikablen Tips angeht, bedarf es häufig nur eines gesunden Menschenverstandes und eines gewissen Einfühlungsvermögens, um eine positive Reaktion zu erreichen.

Wichtig ist, daß man dem Patienten Aufgaben stellt, die dieser von Mal zu Mal eigenhändiger und selbständiger lösen kann. Hier entsteht ein positiver Effekt, der wiederum die Haut des Patienten entsprechend beeinflußt.

Eine besondere Klientel stellen junge, zum Teil unerfahrene Mütter dar, die mit der Stunde der Geburt bereits in größter Angst leben, daß ihr Kind durch irgendwelche schädlichen Umweltfaktoren negativ beeinflußt werden könnte. Diese Patientinnen reagieren auf das Wort „Kortison" genauso verstört wie auf das Wort „Ozon". Eine rationale Information über das Für und Wider diverser Therapieformen bzw. Einflußmöglichkeiten wird von ihnen nur ungläubig angenommen, ja häufig abgelehnt. Sie hinterfragen ihre anderweitig aufgenommenen Informationen nicht, so daß man zunächst ganz auf eine nähere Diskussion verzichtet und die jungen Patienten anfangs kortisonfrei und nach den Regeln der bereits dargestellten rückfettenden Lokaltherapie behandelt, um so das Vertrauen der Mütter zu gewinnen. Ich lege besonderen Wert auf die Aufklärung über den Einfluß der Umgebung, so z.B. die Sanierung des häuslichen Umfeldes des Kindes, insbesondere das Entfernen aller ökologisch so hochgepriesenen tierischen Produkte wie z.B. Schafwolldecken.

Eine andere häufig anzutreffende Variante des gestreßten Ekzematikers ist der Student in der Prüfungsphase, in der es gehäuft zu Ekzemschüben kommt. Hier geht es darum, den Streß gezielt abzubauen, z. B. durch Sport.

Eine weitere Variante, die häufig mit exogenen Faktoren verwechselt wird, ist das sogenannte Autoaggressionssyndrom, das in jedem Lebensalter auftreten kann. Hier versucht der Patient, um sich gegenüber seiner Umgebung bemerkbar zu machen, sich zumeist mit den Nägeln Verletzungen beizubringen. Hier ist die Analyse der Hautveränderungen durch einen erfahrenen Dermatologen angezeigt. Die Therapie dieser autoaggressiven Patienten ist über alle Maßen schwierig, hier ist der Psychiater gefordert.

Generell gilt, daß in unserer modernen postindustriellen Gesellschaft durch die Rationalisierung auf dem Personalsektor der einzelne eine erhöhte Leistung am Arbeitsplatz vollbringen muß, um noch im Produktionsprozeß zu bleiben. In der damit einhergehenden körperlichen und / oder geistigen Mehrbelastung ist sicherlich eine der Ursachen für die zunehmende Frequenz von Hauterkrankungen und Allergien zu sehen. Gerade der akademische Bereich ist besonders betroffen, die Akademiker stehen in der Liste der Ekzemkranken an oberster Stelle.

6.2 Versuch einer ganzheitsmedizinischen Betrachtung

Was kann der einzelne tun, um sich vor derartigen Überforderungen zu schützen, zumal es sich hier nicht immer um ein direktes Problem von Hautkranken handelt, sondern die Prävention vor allen Arten von Erkrankungen wie z. B. auch dem Krebs angesprochen ist.

Man muß zunächst lernen, ein für sich selbst mögliches und erreichbares Ziel zu definieren. Dazu sollte man seinen Körper erfahren, das heißt man muß Streßsituationen schon durchgemacht haben, um zu erkennen, wo die individuellen

Leistungsgrenzen liegen. Ich verfahre immer nach dem Motto, daß jeder Tag einen persönlichen und speziellen „Höhepunkt" braucht, das heißt ein Erlebnis, auf das ich mich freue und hinbewege und das *positive* Akzente setzt. Zu meiner persönlichen Einstellung gehört auch, daß ich während der Tätigkeit in meiner Praxis gezielt isometrisches Training betreibe. Daraus resultiert ein positiver Effekt auf die Blutzirkulation und somit auf das Wohlbefinden. Besonders wichtig ist der Versuch, unter allen Umständen zu vermeiden, daß eine Alltagsmonotonie während der beruflichen Tätigkeit auftritt. Nicht zuletzt ist natürlich die Freude auf die private Begegnung nach Feierabend ein stimulierendes Lebenselexier.

7 Umweltmedizinische Informationen

7.1 Mein Partner, der Arzt – wer ist der richtige Ansprechpartner?

In Deutschland gibt es seit 1995 die Zusatzbezeichnung Umweltmedizin, damit versucht die Bundesärztekammer einem entsprechenden Bedarf nachzukommen. Im Regelfall ist der Arzt für Hautkrankheiten und Allergologie der Experte für Fragestellungen im Zusammenhang mit Haut und Umwelt. Daß es aufgrund der früher im Umweltbereich sehr mangelhaften Ausbildung natürlich noch etliche Wissenslücken gibt, ist durchaus bekannt. Andererseits muß auch gesagt werden, daß das Wissen um die Einwirkung von Umweltgiften insgesamt äußerst lückenhaft ist, und eine 100-prozentige Aussage auf dem Gebiet häufig nicht möglich ist. Im gegebenen Fall empfiehlt sich das Ansprechen der umweltmedizinischen Beratungsstellen der Universitäten, die in diesem Buch aufgeführt sind (siehe hinten).

Der Umweltmediziner muß in Deutschland u.a. eine berufsbegleitende Weiterbildung von mindestens 200 Stunden absolvieren und darf dann die entsprechende Bezeichnung auf seinem Schild führen. Innerhalb dieses neuen Zweiges hat sich eine enge und fruchtbare Zusammenarbeit entwickelt, was u.a. in dem Aufbau eines fachübergreifenden Informationsdienstes (www.uminfo.de) der Dokumentations- und Informationsstelle der Akademie für Kinder- und Jugendmedizin in Osnabrück zum Ausdruck kommt.

7.2 Allgemeine Informationsmöglichkeiten

Primäre Ansprechpartner sind zunächst die Gesundheitsämter und die städtischen Umweltämter. Dort gibt es Umweltberater, die sich der persönlichen Probleme in unterschiedlicher Art und Weise annehmen. Auf universitärer Ebene finden sich zunehmend im Bereich der Hygieneinstitute sogenannte umweltmedizinische Ambulanzen. Darüber hinaus gibt es etliche Firmen, die Analysen von Haaren, Blut und Urinschadstoffkonzentrationen durchführen. Hier geht die Preisspanne von wenigen Mark bis in die Tausende, z.B. bei Dioxinbestimmungen. Im Anhang findet sich eine Übersicht über die Adressen entsprechend qualifizierter Stellen. Diese ist nicht vollständig und sollte mittels der lokalen Zeitungen und anderer Quellen ergänzt werden. Besonders hingewiesen sei auf Publikationen des Umweltbundesamtes, wo es z. T. kostenlos Informationen und Faltblätter zu speziellen Themen wie z. B. Holzschutzfarben und Lacke, Asbest usw. gibt.

Schlußbemerkung

Liebe Leser,
nach Lektüre des vorliegenden Buches werden Sie sicherlich nicht nur Klarheit erlangt haben. Viele Aspekte konnten nur kurz angerissen werden, andere fehlen ganz. Da eine Fortführung dieses Buches in einer neuen Auflage geplant ist, wäre ich Ihnen dankbar, wenn Sie mir Kritik, Anregungen und Hinweise zukommen ließen, welche Aspekte Sie insbesondere über das hier Dargestellte hinaus in diesem Buch vermißt haben. Für Ihre Mühe danke ich. Bitte richten Sie die schriftliche Korrespondenz an die folgende Adresse:

Springer-Verlag Heidelberg
z.Hd. Dr. Herbst
Tiergartenstraße 17
69121 Heidelberg

Anhang

I. Quellenangaben:

Quelle 1. Krause,C et al: Umwelt-Survey, Band IIIC: Wohn-Innenraum. Institut für Wasser-, Boden- und Lufthygiene des Bundesgesundheitsamtes. Heft 4/1991.

Quelle 2. Gemeinsamer Bericht des Bundesgesundheitsamtes, der Bundesanstant für Arbeitsschutz und des Umweltbundesamtes. Formaldehyd. Schriftenreihe des Bundesministers für Jugend, Familie und Gesundheit, Band 148, 1984; sowie Bekanntmachungen des BGA. Zur Gültigkeit des 0,1-ppm-Wertes für Fomaldehyd. Bundesgesundheitsblatt 9/1992.

Quelle 3. Verordnung über Verbote und Beschränkungen des Inverkehrbringens gefährlicher Stoffe, Zubereitungen und Erzeugnisse nach dem Chemikaliengesetz (Chemikalien-Verbotsverordnung - ChemVerbotsV) vom 14.10.1993. Bundesgesetzblatt, Jahrgang 1993, Teil I, Seite 1720-1733.

Quelle 4. Schreiben des Bundesgesundheitsamtes vom 31.1.1992 (Gesch.Z. CI-2501-01-0270/92) an das Hauptgesundheitsamt Bremen zur Bewertung von Pentachlorphenol und Lindan im Innenraum.

Quelle 5. DIN 1946 Teil 1 „Raumlufttechnik. Gesundheitstechnische Anforderungen. (VDI-Lüftungsregeln) Januar 1983.

Quelle 6. Empfehlungen der Strahlenschutzkommission (SSK88) von 1988. In: Veröffentlichungen der Strahlenschutzkommission. Band 19. Fischer Verlag 1992.

Quelle 7. Aus Derma Newsletter, 3. Jahrgang/Ausgabe 4, 31. Juli 1994.

Quelle 8. Empfehlung der Strahlenschutzkommission „Schutz vor elektromagnetischer Strahlung beim Mobilfunk" vom 12./13.12.1991. Bekanntmachung im Bundesanzeiger vom 4.2.1992, S.1539.

Quelle 9. Senatskommission zur Prüfung gesundheitsschädlicher Arbeitsstoffe der Deutschen Forschhungsgemeinschaft: MAK- und BAT-Werte-Liste 1993. CH Verlagsgesellschaft mbH Weinheim).

II. Telefonnummern Pollenflugfrühwarndienst

Pollenflugvorhersagen - regional

Generalansage:	Niedersachsen:
Tel. 0190/115480	Tel. 0190/115483
Bildschirmtext:	Nordrhein-Westfalen:
*44440260#	Tel. 0190/115485
Baden-Württemberg:	Rheinland-Pfalz:
Tel. 0190/115493	Tel. 0190/115492
Bayern:	Saarland:
Tel. 0190/115494	Tel. 0190/115491
Berlin, Brandenburg:	Sachsen:
Tel. 0190/115487	Tel. 0190/115490
Hamburg:	Sachsen-Anhalt:
Tel. 0190/115482	Tel. 0190/115488
Hessen:	Schleswig-Holstein:
Tel. 0190/115486	Tel. 0190/115481
Mecklenburg-Vorpommern	Thüringen:
Tel. 0190/115484	Tel. 0190/115489

Definitionen im Arbeitsschutz
MAK = Maximale Arbeitsplatzkonzentration. Höchstzulässige Konzentration eines Arbeitsstoffes als Gas, Dampf oder Schwebstaub in der Luft am Arbeitsplatz, die nach dem gegenwärtigen Stand der Kenntnisse auch bei wiederholter und langfristiger, in der Regel achtstündiger Exposition, bei Einhaltung der durchschnittlichen Wochenarbeitszeit von 40 Stunden im allgemeinen die Gesundheit der Beschäftigten nicht unangemessen belästigt.

BAT = Biologischer Arbeitsstoff-Toleranz-Wert. Beim Menschen höchstzulässige Quantität eines Arbeitsstoffen bzw. Arbeitsstoffmetaboliten oder die dadurch ausgelöste Abweichung eines biologischen Indikatiors von der Norm, die nach dem gegenwärtigen Stand der wissenschaftlichen Kenntnis im allgemeinen auch dann nicht beeinträchtigt, wenn sie durch Einflüsse des Arbeitsplatzes regelhaft (bei acht Stnden täglicher Arbeitszeit und 40 Wochenarbeitsstunden) bei gesunden Einzelpersonen erzielt wird.

TRK = Technische Richtkonzentration für krebserzeugende oder für krebsverdächtige Stoffe. Konzentration als Gas, Dampf oder Schwebstoff in der Luft, die nach dem Stand der Technik (§ 15 Gefahrstoff-Verordnung) erreicht werden kann und die als Anhalt für die zu treffenden Schutzmaßnahmen und die meßtechnische Überwachung am Arbeitsplatz heranzuziehen ist. Da auch bei Einhaltung der TRK-Werte das Risiko einer Beeinträchtigung der Gesundheit nicht vollständig auszuschließen ist, sind durch fortgesetzte Verbesserungen der technischen Gegebenheiten und der technischen Schutzmaßnahmen Konzentrationen anzustreben, die möglichst weit unterhalb der TRK-Werte liegen.

EKA = Expositionsäquivalent für krebserzeugende Arbeitsstoffe. Sie werden als Beziehung zwischen der Stoffkonzentration in der Luft am Arbeitsplatz und der Stoff- bzw. Metaboliten-Konzentration im biologischen Material aufgestellt.

(Quelle 8 s. S. 196)

III. In der nachfolgenden Tabelle 30 sind für ausgewählte Stoffe arbeitsmedizinische Bewertungen aufgeführt, deren Definition nachfolgend kurz erläutert wird. Grundsätzlich sollten die für den Arbeitsschutz maßgeblichen Werte nicht zu umweltmedizinischen Bewertungen herangezogen werden, da sie bestimmte Grundannahmen zur Exposition voraussetzen und insbesondere empfindliche Bevölkerungsgruppen und Risikogruppen nicht mit berücksichtigen. Ihnen kommt deshalb höchstens ein orientierender Charakter zu.

Tabelle 30. Ausgewählte Wertsetzungen für Belastungen im Bereich des Arbeitsschutzes

Stoff	BAT-Wert	Untersuchungsmaterial	Parameter	MAK-Wert (mg/m^3)
Acetaldehyd	–	–	–	90
Aceton	40 mg/l	Harn	Aceton	1.200
Aluminium	200 µg/l	Harn	–	6^2
Ammoniak	–	–	–	35
Blei	700 µg/l	Blut	Blei	0,1^3
	300 µg/l (Frauen <45 J.)	Blut	–	
	15 mg/l	Harn	Aminolävulinsäure	
	6 mg/l (Frauen <45 J.)	Harn	–	
Bleietraethyl/-methyl	–	–	–	0,075
Butanol	–	–	–	300
2-Butanon (Methylethylketon)	5 mg/l	Harn	2-Butanon	590
p-tert-Butylphenol	2 mg/l	Harn	p-tert-Butylphenol	0,5
Cadmium	15 µg/l (1)	Blut/Harn	RCadmium	–
Carbaryl	–	–	–	5^3
Chlor	–	–	–	1,5
Chlorbenzol	70/300 mg/g Kreatinin (4)	Harn	Gesamt-4-Chlorkatechol	230
Chlorierte Biphenyle (Chlorgehalt 42%)	–	–	–	1
Chlorierte Biphenyle (Chlorgehalt 54%)	–	–	–	0,5
Chlorwasserstoff (HCl)	–	–	–	73
Cyanide	–	–	–	5^3
Cyanwasserstoff (HCN)	–	–	–	11
Dichlormethan	5%	Blut	CO-Hb	360
	1 mg/l	Blut	Dichlormethan	
Dichlorvos	–	–	–	1
Diethylamin	–	–	–	30
Diisocyanattoluol	–	–	–	0,07
Essigsäure	–	–	–	25
Ethanol	–	–	–	1.900

Tabelle 30. (Fortsetzung)

Stoff	BAT-Wert	Untersuchungsmaterial	Parameter	MAK-Wert (mg/m^3)
Fluorwasserstoff/Fluoride	4/7 mg/g Kreatinin (4)	Harn –	Fluorid	2
Formaldehyd	–	Plasma/Serum	–	0,6
Hexachlorbenzol	150 µg/l	Harn	Hexachlorbenzol	–
n-Hexan	5 mg/l	Harn	2,5-Hexandion	180
2-Hexanon (Methylbutylketon)	5 mg/l		2,5-Hexandion und 4,5-Dihydroxy-2-hexanon	21
Kohlendisulfid (Schwefelkohlenstoff)	8 mg/l	Harn	2-Thio-thiazolidin-4-carboxylsäure	30
Kohlenmonoxid	5%	Blut	CO-Hb	33
Kupfer	–	–	–	1^3
Lindan	20 µg/l	Blut	Lindan	0,5^3
	25 µg/l	Plasma/Serum	Lindan	
Methanol	30 mg/l	Harn	Methanol	260
Methylisocyanat	–	–	–	0,025
4-Methylpentanon (Methylisobutylketon)	3,5 0g^3	Harn	4-Methylpentanon	400
Naphthalin	–	–	–	50
Nitrobenzol	100 µg/l	Blut	Anilin	5
Phenol	300 mg/l	Harn	Phenol	19
Platin	–	–	–	*0,002^3
Propuxur	–	–	–	2^3
2-Propanol	50 mg/l	Blut und Harn	Aceton	980
Quecksilber (metallische und anorganische Verbindungen)	50 µg/l 200 µg/ll	Blut Harn	Quecksilber Quecksilber	0,1
Quecksilber (Organische Verbindungen)	100 µ g/l	Blut	Quecksilber	0,01
Schwefeldioxid	–	–	–	5
Schwefelsäure	–	–	–	1^3
Stickstoffdioxid	–	–	–	9
Styrol	2.000 mg/l	Harn	Mandelsäure	85
	2.500 mg/l	Harn	Mandelsäure und Phenylglyoxylsäure	

Tabelle 30. Forsetzung

Stoff	BAT-Wert	Untersuchungsmaterial	Parameter	MAK-Wert $(mg/m^3)^3$
Tetrachlorethen (Per)	−1 mg/l	Blut	Tetrachlorethen	345
Tetrachlormethan (Tetrachlorkohlenstoff)	70 µg/l	Blut	Tetrachlormethan	65
Toluol	1,7 mg/l	Blut	Toluol	190
Tributylzinnverbindungen	−	−	−	0,05
1,1,1-Trichlorethan	5 mg/l 100 mg/l	Blut Harn	Trichlorethanol Trichloressigsäure	270
Xylol	1,5 mg/l 2.000 mg/l	Blut Harn	Xylol Methylhippursäure	440

[1] kann bis zur Festlegung eines TRK-Wertes benutzt werden.
[2] gemessen als Feinstaub.
[3] gemessen als Gesamtstaub.
[4] erster Wert gilt vor nachfolgender Schicht, zweiter Wert gilt bei Schichtende.

IV. Nützliche Adressen
Umweltmedizinische Beratungsstellen und Ambulanzen

Generell ist im Bereich der Allergologie stets auch Fachwissen über Umweltmedizin angesiedelt. Beide Bereiche gehen bekanntermaßen eng ineinander über, und gerade bei Problemstellungen der Haut ist der Dermatologe der geeignete Partner, um entsprechende Untersuchungen durchzuführen. Sollte es zu schwierigen und in der Praxis nicht lösbaren Fragestellungen kommen, so gibt es umweltmedizinisch/toxikologisch speziell versierte Beratungsstellen, die nach Überweisung eine weiterführende Diagnostik betreiben können.

Medizinisches Institut für Umwelthygiene
Umweltmedizinische Beratungsstelle
Herr H. F. Neuhann
Auf'm Hennekamp 50
40225 Düsseldorf
Tel.: 0211/3389-212
Fax: 0211/3190910

Universität Freiburg
Institut für Umweltmedizin und Krankenhaushygiene
Umweltmedizinische Ambulanz
Herr Dr. med. M. Dettenkofer
Hugstetterstraße 55
79106 Freiburg
Tel.: 0761/2705472
Fax: 0761/2705485

Klinikum der Universität Heidelberg
Umweltmedizinische Ambulanz des Hygiene-Institutes
Im Neuenheimer Feld 324
69120 Heidelberg
Tel.: 06221/567804
Fax: 06221/565627

Umweltmedizinisches Informationsforum (UmInfo)
Dokumentations- und Informationsstelle
für Umweltfragen (DISU)
der Akademie für Kinderheilkunde und Jugendmedizin e.V.
c/o Kinderhospital, Iburger Str. 200
49082 Osnabrück
Tel. : 0541/58486-0
Fax: 0541 58486-12

Beratung durch den öffentlichen Gesundheitsdienst

Bezirksamt Steglitz von Berlin
Gesundheitsamt
Umweltmedizinische Ambulanz
Herr Dr. med. A. Beyer
Schloßstraße 80,
12154 Berlin
Tel.: 030/79043620
Fax: 030/79043386

Behörde für Arbeit, Gesundheit und Soziales
Abteilung Gesundheit und Umwelt
Umweltmedizinische Beratungsstelle
Herr Dr. med. S. Dewey;
Frau Dr. med. B. Wängler
Sachsenstr. 16
20097 Hamburg
Tel.: 040/78964550
Fax: 040/78964273

Gesundheitsamt Dortmund
Umweltmedizinische Beratungsstelle
Herr Dr. med. B. Striegler
Hövelstraße 8
44137 Dortmund
Tel.: 0231/5023513

Untersuchungsstelle für Umwelttoxikologie des Landes
Schleswig-Holstein
Herr Dr. med. B. Heinzow
Fleckenstr. 4
24105 Kiel
Tel.: 0431/5973545
Fax: 0431/5973539

Landesgesundheitsamt Baden-Württemberg
Umweltmedizinische Beratungsstelle
Frau Dr. med. R. Klett
Wiederholtstraße 15
70174 Stuttgart
Tel.: 0711/ 2023218
Fax: 0711/2023242

V. Appendix
Kostenlose Veröffentlichungen des Umweltbundesamtes in Berlin

1. Jahresbericht 1992
2. Jahresbericht 1993
3. Umweltforschungsbericht 1990-93
4. „Damit Umweltschutz Wirklichkeit wird – Umweltbundesamt", mit Führer durch die „Ständige Ausstellung Umweltschutz", Neuausgabe 1994
5. „Luft kennt keine Grenzen" 1994
6. Wissenschaften im ökologischen Wandel - Dokumentation des „Colloquiums anl. des 20jährigen Bestehens des Umweltbundesamtes"
7. „Umweltzeichen" - Produktanforderungen, Zeichenanwender und Produkte (RAL), Stand Januar 1995
8. Das Umweltzeichen stellt sich vor, 1994
9. Vom Umgang mit Mineralfasern, 1994
10. Umweltschutz - ein Wirtschaftsfaktor, Sieben Argumente gegen eine Vorreiterrolle im Umweltschutz...und was wir davon halten
11. „Umweltdaten", Farbfolien-Serie zum Umweltschutz für die Erwachsenenbildung und Schulen ab Sekundarstufe II + Ergänzungen von 1994
12. Umweltdaten - kurzgefaßt (1993)
13. Umweltdaten Deutschland 1995

14. Handlungsempfehlungen zur Umsetzung des §11a Störfallverordnung - Leitfaden zur Information der Betroffenen und der Öffentlichkeit (1993)
15. Verbraucherhandbuch „Umweltbewußt leben"
16. Glossar der raumbezogenen Umweltplanung
17. Federal Environmental Agency: A Selection of Recent Publications (Vol. 1/Vol. 2/Vol. 3/Vol. 4)
18. Responsibility Means Doing Without - How To Rescue The Ozone-Layer (Englische Fassung von Berichten 7/89 „Verzicht aus Verantwortung - Maßnahmen zur Rettung der Ozonschicht")

Kostenlose Faltblätter

1. Faltblatt „Holzschutz - Tips und Informationen zum richtigen Umgang mit Holzschutzmitteln"
2. Faltblatt „Farben und Lacke - Tips und Informationen zum Umgang mit Anstrichstoffen"
3. Faltblatt „Öko-Logisch? - Zur umweltbezogenen Werbung bei Wasch- und Reinigungsmitteln"
4. Faltblatt „Asbest in den neuen Bundesländern - Tips und Informationen zu einem gravierenden Umweltproblem"
5. Faltblatt „Dicke Luft im Haus - Verbrennungsprozesse als Schadstoffquelle in Wohnräumen"
6. Faltblatt „Alles Panikmache?" oder „Was ist dran an der Klimakatastrophe?" (10 Behauptungen...und was davon zu halten ist)
7. Faltblatt „Umweltbewußt waschen - Umwelt weniger belasten"

Kostenlose Poster und Posterserien

1. Poster „Tiere am natürlichen Flußlauf"
2. Poster „Pflanzen und Tiere der Trockenrasen"
3. P.-Serie „Mensch sei bescheiden - Abfall vermeiden"
4. P.-Serie „Naturschutz beginnt vor der Haustür"
5. P.-Serie „Unser Klima: Schützt, was uns schützt"

Taschenbücher

1. Was Sie schon immer über UMWELTCHEMIKALIEN wissen wollten (überarbeitete Neuauflage), 1991
2. Was Sie schon immer über LÄRMSCHUTZ wissen wollten (2. verbesserte Auflage), 1986
3. Was Sie schon immer über LUFTREINHALTUNG wissen wollten (überarbeitete Neuauflage), Neuausgabe 1992
4. Was Sie schon immer über WASSER UND UMWELT wissen wollten (3. verbesserte Auflage), 1993
5. Was Sie schon immer über ABFALL UND UMWELT wissen wollten (3. überarbeitete Auflage 1993)

Die Taschenbücher können über den Buchhandel oder über den Kohlhammer-Verlag, Postfach 747, 70549 Stuttgart, zum Preis von DM 12,80 pro Exemplar bezogen werden.
Einzelexemplare sind kostenlos beim Umweltbundesamt erhältlich.

Kostenlose Broschüren

1. „Klimaveränderung und Ozonloch", 1992
2. „Zukunft gestalten – Natur erhalten", 1995
3. Magazin „Wir und unsere Umwelt" (Herausgeber: Bundesminister für Umwelt, Naturschutz und Reaktorsicherheit/ Juni 1987)
4. Magazin „Wir und unsere Umwelt"

"Lagerung und Transport wassergefährdender Stoffe" (LTwS) -
Kostenlos soweit vorrätig

Veröffentlichungen des BMU-Beirates

Nr. 10 Bewertung wassergefährdender Stoffe – September 1979
Nr. 12 Katalog wassergefährdender Stoffe – Stand: Januar 1991
Nr. 15 Sofortmaßnahmen bei Mineralölunfällen – geprüfte Ölbinder – Stand: April 1995
Nr. 16 Rahmenempfehlungen für Einsatzmaßnahmen bei Unfällen mit wassergefährdenden Stoffen – Januar 1983
Nr. 17 Anforderungen an Ölbinder – Stand 28.2.1990
Nr. 18 Beurteilung und Behandlung von Mineralölschadensfällen im Hinblick auf den Grundwasserschutz; Teil 2 – Untersuchung von Mineralölunfällen sowie praktische Durchführung von Abwehr- und Sanierungsmaßnahmen - Mai 1984
Nr. 19 Richtlinie für Sachverständige: 1. zur Beurteilung von Unfällen mit wassergefährdenden Stoffen; 2. für Tankanlagen und Tankschutz; 3. für Heizölverbrauchertankanlagen – März 1986
Nr. 21 Richtlinie für Rohrleitungsanlagen zum Befördern wassergefährdender Stoffe (RRWS) – Stand: Juli 1987
Nr. 22 Wasserwirtschaftliche Anforderungen an Gesteinskavernen zum Lagern wassergefährdender Stoffe (Anforderungskatalog) – Stand: September 1989
Nr. 23 Merkblatt für Anträge zur Einstufung wassergefährdender Stoffe im Sinne des §19g Wasserhaushaltsgesetz (WHG) – Stand: Juli 1987
Nr. 24 Beurteilung und Behandlung von Mineralölschadensfällen im Hinblick auf den Grundwasserschutz - Stand: Juni 1990
Nr. 25 Überlegungen für ein stoffspezifisches Bewertungsschema für das Verhalten von wassergefährdenden Stoffen im Untergrund – Dezember 1991

Nr. 26 Überlegungen zur Ermittlung der Standortcharakteristik und Ermittlung der Nutzungscharakteristik - Dezember 1991

ohne Nr. Ergebnisbericht zur Statistik der Unfälle bei der Lagerung und beim Transport wassergefährdender Stoffe 1989 - 1991 (Mai 1993)

Kostenlose Kurz-Informations-Blätter (KIB)

1. Informationen zur Verwertung organischer Abfälle (April 1987)
2. Informationen zur Kompostierung (Juni 1984)
3. Informationen zu Biogas (Juni 1985)
4. Informationen zur Klärschlammbehandlung, Klärschlammbewertung (November 1984)
5. Informationen zur Hygiene in der Abfallwirtschaft (Juli 1985)
6. Informationen zu: Pflanzliche Rückstände (Abfälle) der Landwirtschaft (Januar 1985)
7. Informationen zu Literatur und Aufgaben des Fachgebietes II (Juli 1985)
8. Informationen zur Geschichte des Umweltschutzes (Dezember 1986)
9. Informationen zu Baggergut (Mai 1987)
10. Abfallbehandlung durch Würmer.

Abbildungsteil

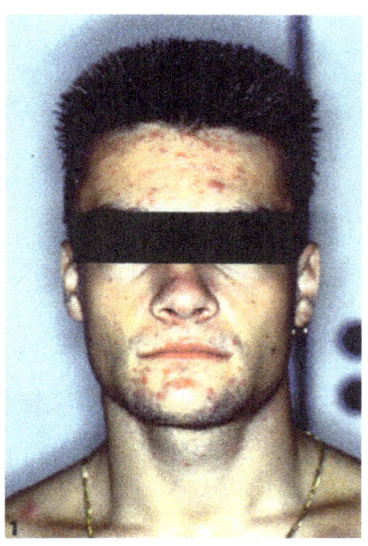

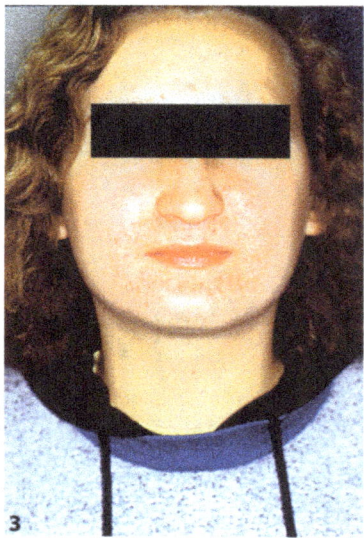

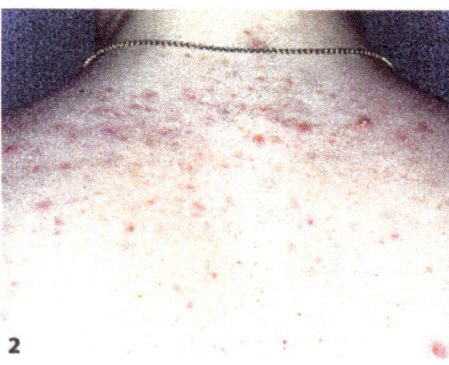

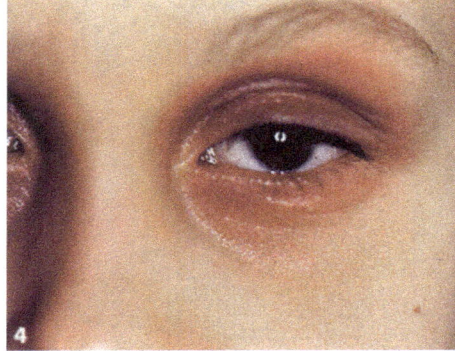

Abb. 1. Schwere **Akne** im Jugendalter: Gesicht. Beruf Koch: Fette!

Abb. 2. Schwere **Akne** im Jugendalter: Rücken

Abb. 3. Periorale Dermatitis. Variante der Akne, die häufig auf falsche therapeutische Maßnahmen wie z.B. längerfristige lokale Cortisonanwendung zurückzuführen ist

Abb. 4. Ein Kennzeichen der **Atopie**: sog. halogenierte deutlich dunkel gefärbte Augenregion. Häufig wird der Patient fälschlicherweise für übermüdet, gelegentlich auch für alkoholkrank gehalten

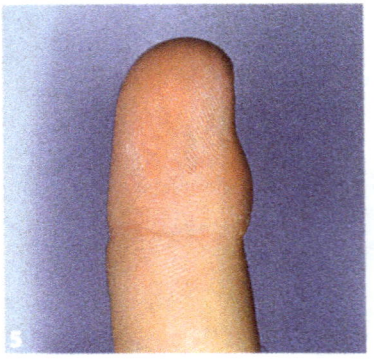
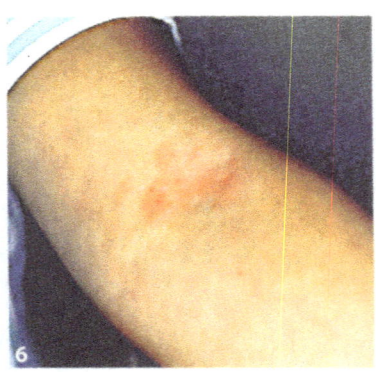
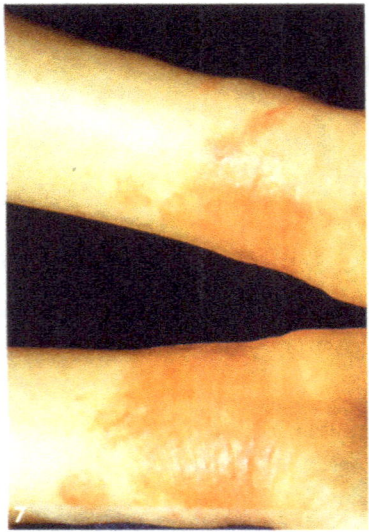
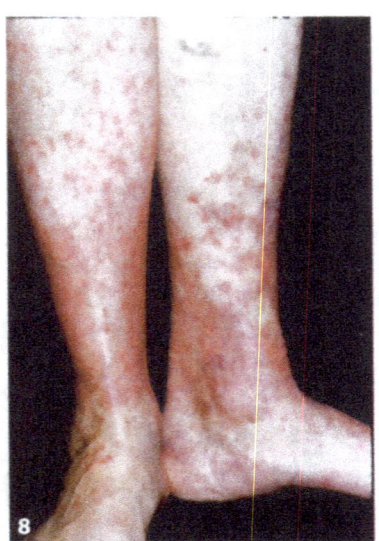

Abb. 5. Bläschen und Rötung sowie Schuppung an den Fingerseiten und -kuppen. Ein Hinweis auf Allergien, der weiterer Abklärung bedarf

Abb. 7. Allergisches **Kontaktekzem**: Bereich der Unterarme/Hände: häufig Modeschmuckassoziiert

Abb. 6. Typische Beugeseitenbetonung der **Neurodermitis**: hier meist symmetrischer Befall eines Ellenbogens

Abb. 8. Allergisches **Kontaktekzem**: Unterschenkel: Sensibilisierung durch langjährigen Kontakt mit Pflegecremes/ Therapeutika bei Patient mit chronischem Beinleiden. Wichtig: Allergietest beim Hautarzt zur Abklärung der Ursache

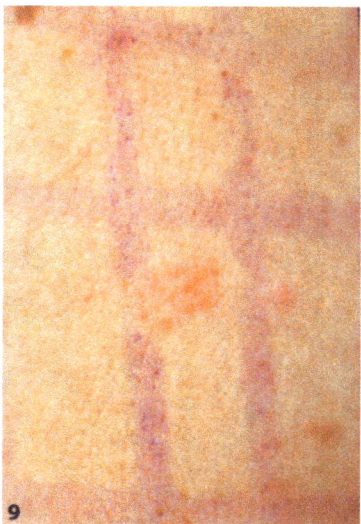

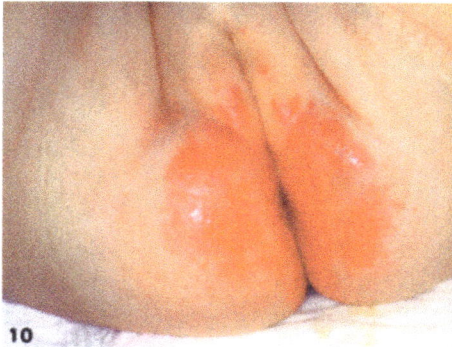

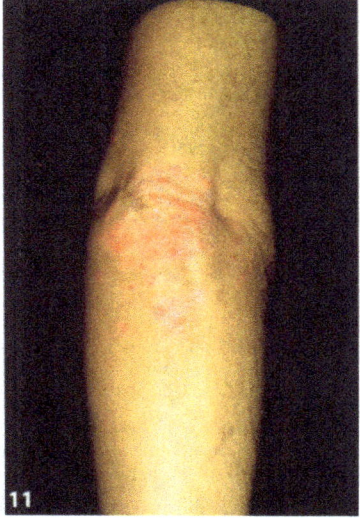

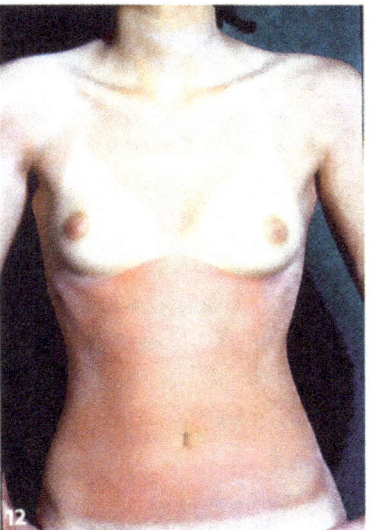

Abb. 10. Leuchtend rot und entzündet wie ein Kontaktekzem, aber: ein **Hefepilz!** Hier in der Pofurche eines Säuglings, gefördert durch Tragen in der Saugfähigkeit begrenzter Plastikwindeln. Nachweis per Pilzkultur

Abb. 9. Läppchentest auf Kontaktallergene mit typischer Markierung der Testareale: hier positive Reaktion auf Konservierungsstoff

Abb. 11. Schuppenflechte: Typische Betonung der Streckseiten, hier Ellbogen

Abb. 12. Sonnenbrand mit Negativabdruck des Bikini

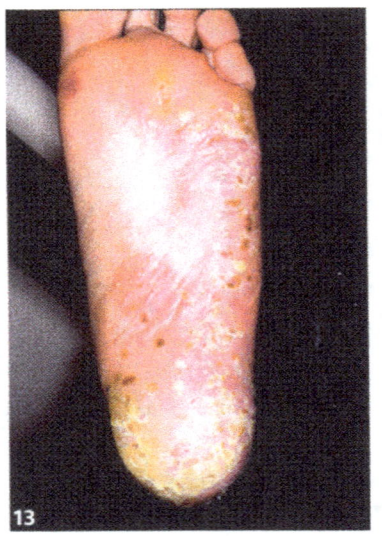
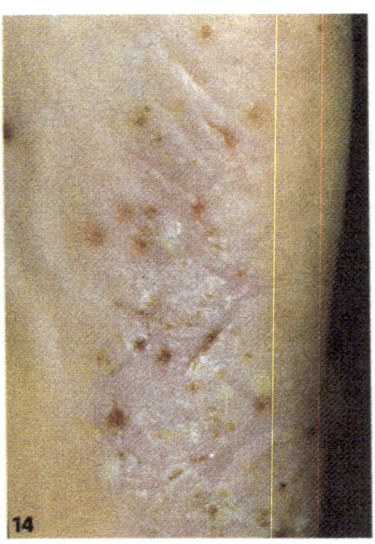

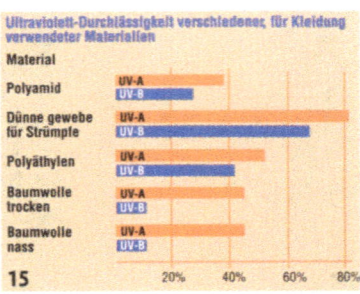
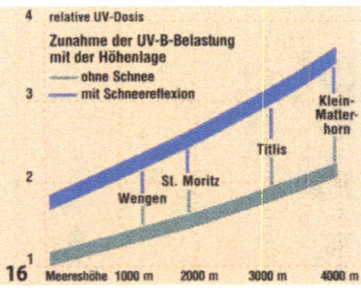

Abb. 13. Kein Kontaktekzem, keine Infektion mit **Fußpilz**, sondern einen seltenere Spielvariante der Schuppenflechte isoliert an der Fußsohle

Abb. 14. Detailaufnahme. Der Patient dachte an eine toxische Schädigung durch den neuen Teppichboden.

Abb. 15. **UV-Durchlässigkeit** von Kleidung

Abb. 16. UV-B und Einfluß der Höhe

Abb. 17. Hauttyp und Schutz der Haut durch **Lichtschutzmittel,** hier am Beispiel von Daylong 16 (Hans Karrer GmbH)

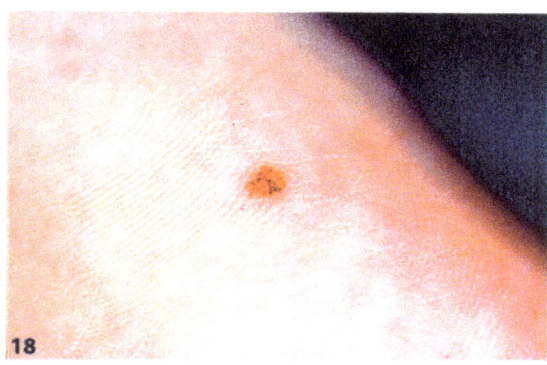

Abb. 18–24.
Melanom und seine möglichen Vorstufen

Abb. 18. Unregelmäßig pigmentierter sog. Leberfleck am Finger

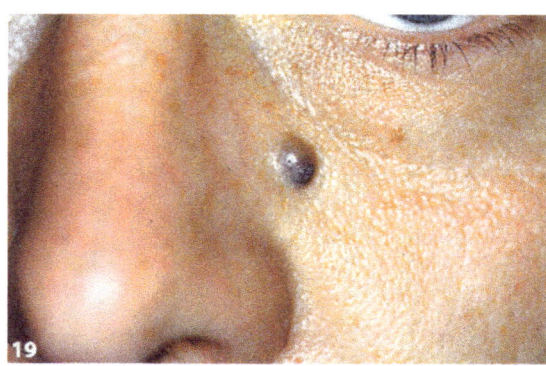

Abb. 19. Potentiell verdächtiger Herd in der Nasen-Wangenregion

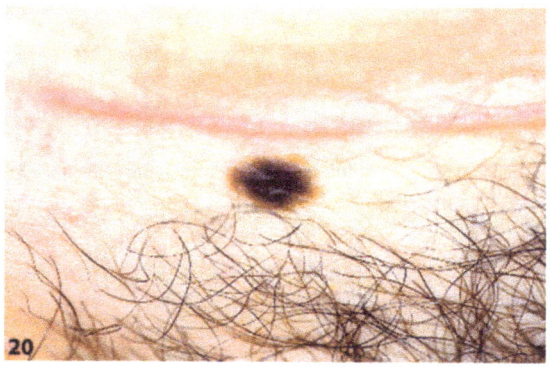

Abb. 20. Initialer Herd im Schamhaarbereich

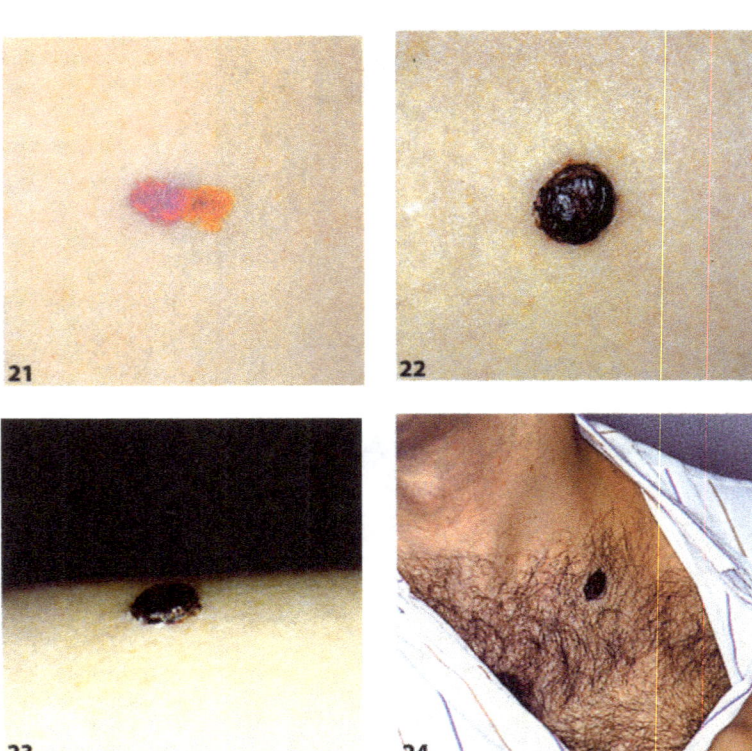

Abb. 21. Suspekter zweifarbiger Herd am Rücken

Abb. 23. Derselbe Herd von der Seite

Abb. 22. Melanom am Arm

Abb. 24. Fortgeschrittenes malignes Melanom auf der Brust eines 32jährigen Mannes. Heilungschance 15%! Schlußfolgerung: Jede verdächtige Veränderung gehört in die Hand des Spezialisten! Schließlich geht es um Ihr Leben!

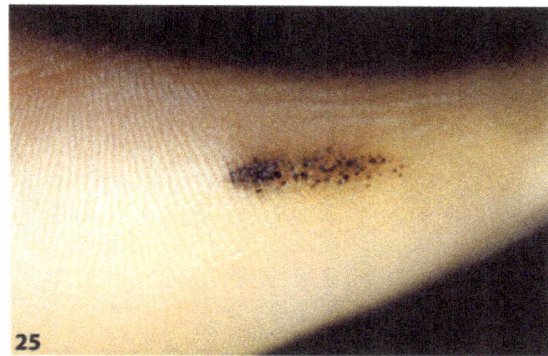

Abb. 25. Zum Vergleich eine gutartige Veränderung, die sogenannte **Black Heel**: häufig bei Tennisspielern auf Grund einer Einblutung in die Fußsohle durch die Einwirkung von Scherkräften bei starkem Abbremsen. Aber: im Zweifelsfall Vorstellung beim Hautarzt!

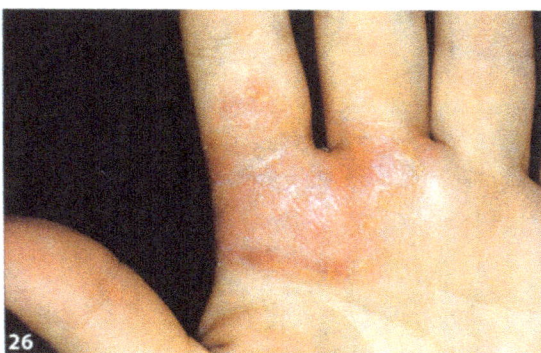

Abb. 26. Pilzbefall: charakteristische scharfbegrenzte Rötung, nach außen fortschreitend! Befall der Hände: grobe Schuppung! Bei Maurern muß auch an eine Chromatallergie gedacht werden!

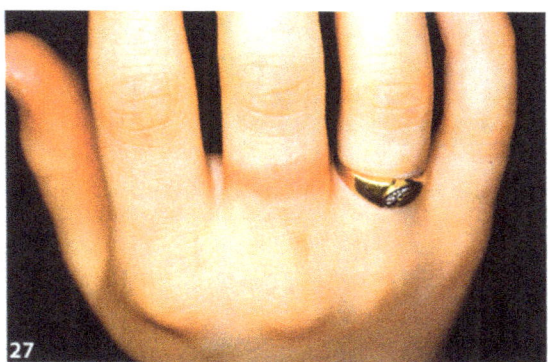

Abb. 27. Kontaktekzem durch „Ehering"

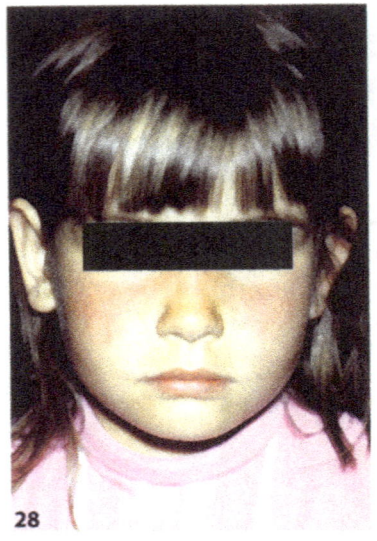
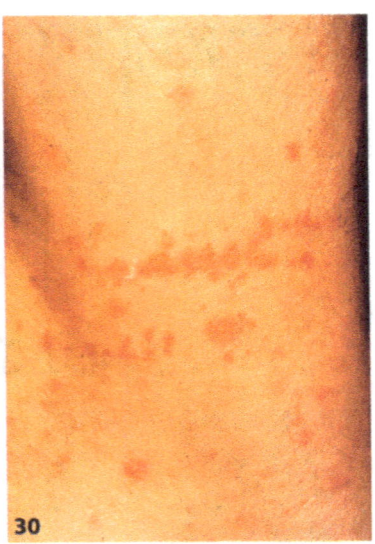
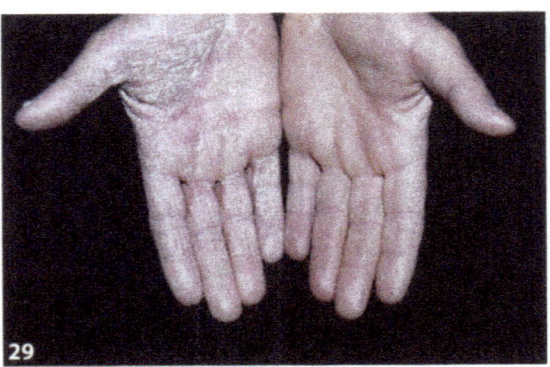

Abb. 28. Lichtinduzierte Dermatose („Sonnenallergie")

Abb. 29. Hautpilz durch Katzenkontakt? Nein. Massive Kontaktsensibilisierung, die hier zu einem chronischem Ekzem geführt hat. Zusätzlich vermehrte Hautkeime. Patient ist Rechtshänder, rechts ist der Befund daher ausgeprägter

Abb. 30. Phototoxisches Kontaktekzem nach Gartenarbeit und Kontakt mit Bärlappgewächsen

Sachverzeichnis

A
Abendpflege 40
Abgase, Kfz- 13
Abitima-Creme 90
Achselhöhlen 81
Acridin 27
Adarizide 14
AIDS 59
Aikido 174
Akademie für Kinder- und Jugendmedizin, Osnabrück, Dokumentations- und Informationsstelle 193
Akne (Acne) 18, 32–34
- A. conglobata 33
- Chlorakne 18, 33
- Dioxinakne 33
aktinische Elastose 7
- Keratose 29
Akupressur 174
Akupunktur 133, 174, 175
- Elektroakupunktur 133
Aldehyde 150
Alkohol(e) 151, 168
alkoholische Getränke 65
Allergene 36
- Berufsasthma 53
Allergien 15, 16, 144
- Antiallergika 49
- Arzneimittel 66
- Duftstoff-Allergiker 168
- Hausstaub 52–57
- Insektengift 68–74
- Mehlallergien 49
- Modeschmuck 80

- Nahrungsmittel (*siehe dort*) 39, 59–66
- Neurodermitis (*siehe dort*) 34–45, 189
- photoallergische Reaktionen 25
- Rhinitis, allergische 46
- Tierhaare 66
- Typ IV-Allergie 80
Allergiepaß 80
Allergologen VI
Alopezie (*siehe* Haarausfall) 105–107
α-Glykolsäure 182
Altbauhäuser 145
alternative Behandlungsformen 172 ff.
Altersdiabetes 43
Altershaut 29, 178, 179
Altlastenstandorte 13
Amalgambelastung 33, 130
Amaranth 60
Ambrette Moschus 26
Amiodaron 27
Ammoniak 116
Amylasen 53
Analekzem 11
anaphylaktischer Schock 70
Anatomie 5
Antiallergika 49
Antibiotikastäube 53
Antidepressiva, trizyklische 106
Antigene 15
Antihistaminika 63
Antikoagulanzien 106
Antikonvulsiva 106

Antikörper 15
Antimon 14
Antioxidantien 60
Arbeitsgemeinschaft für Prävention der Deutschen Dermatologischen Gesellschaft 31
Arbeitsgemeinschaft ökologischer Forschungsinstitute (AGÖF) 145
Arbeitsplatz, Umweltdermatologie 185 ff.
Arbeitsschutz 199–201
Arme 81
Armine 14
Aromate 151
Aromen / Aromastoffe 41, 60
Arsen 14, 122, 135
Arzneimittel
– Allergie 66
– Exanthem 13
Asbest 13, 142, 143, 146, 150
Aspergillus 57
Asthma und Heuschnupfen (*siehe auch* Rhinitis) 34, 46–59
– Berufsasthma, Ursachen 53
– spezifische Auslöser 51
– Symptome 52
– unspezifische Auslöser 51
Atemluft 134
Atemnot 70
Atemwege 13
Äthanol 148
ätherische Öltherapie 172–174
Atopie 34, 80
– Definition 34
atopisches Ekzem (*siehe auch* Neurodermitis) 34
Augenlider 81
Ausdünstungen von Personen 154
Auskühlung 16
Ausprägung der Hauterscheinungen 10 ff.
Außenluftallergene 77, 78
Außenluftbelastung 133, 134
Autoaggressionssyndrom 191
Autobenzin 135
Autogase 109
Ayurveda 174, 175
Azorubin 60

B
Bakterien 143
BaP 122
Barium 14
Basaliom 29, 98
Basalzellschicht 6
BAT-(Biologischer Arbeitsstoff-Toleranz)-Wert 198
Baumpollen 47
Baumwolle 164
Beifußpollen-Allergie 66
Beine 81
Benzin 135
Benzoesäure 60
Benzol 122, 135, 153
Benzon 14
Benzopyrin 137
Beratungsstellen, umweltmedizinische 193, 201
Berufe, ungeeignete, Neurodermitis 39
Berufsasthma, Ursachen 53
Berufsdermatologie 185 ff.
Berufsgenossenschaften (BG) 185
berufsgenossenschaftliche Grundsätze 186
Berufskrankheitenverordnung (BeKV) 185
Berufsstoffe 80
Berufsunfähigkeit 187
Beryllium 14
Betacarotin 24
β-Rezeptorenblocker 106
Betriebsflüssigkeit 143
Bienen 68
Bithionol 26
Bläschen 10
Blasen 10
Blei 13, 14, 122, 135, 143
bleihaltige Schwebeteilchen 135
blutbildende Organe 14
Blütenpollen 141
Blütenstaub 46
Boden, Wertsetzungen 122
Bodenbeläge 144
Brauchwasser 121
Brilliantschwarz 60
Brom 14

Broschüren, Bundesumweltamt 206
Buclosamid 26
Bundesamt für Strahlenschutz 157
Bundesumweltamt, Veröffentlichungen 204
Butanol 148
Butylhydroxyanisol 60
Butylhydroxytoluol 60

C
Cadmium 79
Candida 93, 94
- C. albicans 93
- Therapie 94
Candidose 93
Caramazepin 106
Chemikalien V
chemische Schäden 18, 19
Chemotherapie 102
Chinidin 26
Chlor 150
Chlorakne 18, 33
Chlorchemie 136
Chlorkohlenwasserstoff 145
chlororganische Verbindungen 13
Chlorpromazin 26
Chrom 13, 14, 122
chronische Hautreaktionen 29
Cignolin 87
Cochenillerot 60
Cortison (*siehe* Kortison)
Creme, Pflege- und Nährcreme 32
Cyanid 122

D
Dermatologen VI, 24
Dermatophagoides
- D. farinae 55
- D. pteronyssinus 55
Dermis (Lederhaut) 5
Deutsche Dermatologische Gesellschaft, Arbeitsgemeinschaft für Prävention 31
Deutscher Psoriasis Bund 86
Diabetes mellitus 43
- Altersdiabetes 43
Diagnostik von Hautveränderungen 11, 12
Diät 39, 63
- Nahrungsmittelallergie 63
- Neurodermitis, Suchdiät 39
Dibenzodioxine
- bichlorierte 136
- polychlorierte 150
Dibenzofurane 136, 150
- polychlorierte 150
Dibromchlorpropan 14
Dichloride 146
Dieselmotor 118
Diethylphthalat 167
Diethylstilbestrol 14
Dimenthyltriazenoimidazolcarboxamid 27
Dioxinakne 33
Dioxine 14, 18, 119, 120, 133, 136, 145
- Dibenzodioxine, bichlorierte 136
- Richtwertempfehlungen 120
DMPS 129
Dokumentations- und Informationsstelle der Akademie für Kinder- und Jugendmedizin, Osnabrück 193
Duft- und Aromastoffe 41
Duftdrüsen 9
Duftstoffe 80, 167, 168
- Duftstoff-Allergiker 168
- Nitromoschus- 167
Duschbad 42

E
EAN-Server (European Aeroallergen Network) 77
Edelgase 116
Effloreszenzen 10
Eigenlichtschutz 23
Eiterbläschen 10
EKA (Expositionsäquivalent für krebserzeugende Arbeitsstoffe) 198
Ekzeme
- Analekzem 11
- atopisches (Neurodermitis) 34
- endogenes (Neurodermitis) 34
- Kontaktekzem 10, 79–81
Elastose 29
- aktinische 7

221

Elefant 53
elektrische Störfelder 143
Elektroakupunktur 133
elektromagnetische Strahlen- / Störfelder 13, 143, 157–159
- Grenzwertempfehlungen 159
elektromagnetisches Spektrum, Anteile 22
Emissionen 13, 133
endogenes Ekzem (*siehe auch* Neurodermitis) 34
Enzyme 53
- bakterielle 53
- Pilzenzyme 53
- pflanzliche 53
Enzymimmunoassays 44
Eosin 27
Epidermis (Oberhaut) 5
Epikutantestung 80
Ernährung
- Prävention 161
- bei Psoriasis 91, 92
Ernährungsbedarf eines Menschen 92
Ernährungsumstellung, Pilztherapie 95
Erosionen 11
Erwerbsfähigkeit, Minderung (MdE) 187
Erwerbsunfähigkeit 187
Erytheme 29
- PUVA- 29
- UV-A- 29
- UV-B- 29
Erythrosin 60
Ester 151
Ethylacetat 153
Ethylbenzol 153
Ethylendibromid 14
EWG-Nummern 59

F
Faltblätter, Bundesumweltamt 205
Farbstoffe 60
Farbtherapie 177, 178
FCKW 139
Federbetten, Neurodermitis 36
Feinstaub 116, 143
Fenticlor 26
Fernheizungswärme 134

Fett 162
Feuerungsanlagen, Kleinfeuerungsanlagen 13
Fibroblasten 7
Fisch-Allergien 62
Flecken 10
Flöhe 53
Fluor 122
Fluoride 14
Flußsäure 18
Fog 109
Formaldehyd 13, 14, 135, 142, 143, 146, 147, 150, 153, 154, 164
- in Kleidung 164
Formaldehydharz 168
Freizeithaut 29
Freizeitverhalten 21
Frühpollen-Allergie 65
Fungizide 14
Funktion der Haut 9
Furane 14, 136
- Dibenzofurane 136
Furocumarine 27
Furosemid 27
Füße 81

G
Gammastrahlen 22, 156
Gänse 53
ganzheitsmedizinische Betrachtung 191, 192
Gas-Etagenheizung 145
Gasnetze 116
Gasthermen 145
Gefäße / Gefäßsystem 7, 8
Gefühlsbewegung 52
Gelborange 60
Gelenk, psoriatische Veränderungen 85
Gemüse-Allergien 62
Genitale 81
Geruchstoffe 154
Gesicht 81
Getreidestäube 53
Gewerbe 133
Gewerbegebiete 13
Gewürze 44
Glutamate 60
Glutaraldehyd 150

Gold 131
Goldtherapie 12
Gorlin-Goltz-Syndrom 98
Gräserpollen 47
– Allergie 66
Grenzwerte der Trinkwasserverordnung 121
Griseofulvin 27
Großindustrien 13
Grundpflege 90
Gummihandschuhe 80
Gutachten 188

H
Haar 124
Haarausfall (Alopezie) 105–107
– diffuse Alopezie 106
– – Arzneimittel und chemische Substanzen 106
– narbige Alopezie 106
– – Ursachen 106
Haarbalkmuskeln 7
Haarfolikel 7, 8
Hafer 47
Hals 81
Hände 81
Harnstoff 87
Haushalte 134
Hausschwamm 57
Hausstaub-Allergie 52–57, 141
– Maßnahmen 56
Hausstaubmilben 51, 75, 143
Hautarztverfahren 186
Hautdefekte 10
Hautkrebs 96–103
– Hautkrebsformen 98
– Licht und Hautkrebs 96 ff.
– und Melanomvorstufen 102
– schwarzer 24
Hautpflege – Kosmetik 167 ff.
Hautschutz 169–172
Hauttalg (Sebum) 32
Hauttypen 23, 27, 28
– und Eigenlichtschutz 23
– Klassifikation 28
Hefepilze 43
– Hefepilzbesiedlung des Magen-Darm-Trakts 38

Heizkörper 144
Heizöle 117
Heizung 145
– Kraft- und Fernheizungswärme 134
Herbizide 14
Herz-Kreislauf-System 14
Heuschnupfen und Asthma (*siehe auch* Rhinitis) 34, 46–59
– spezifische Auslöser 51
– unspezifische Auslöser 51
Hexachlorbutadien 14
Hexachlorophen 26
Hexan 14, 153
Histamin 59, 69
Histopathologe 11
Hochfrequenz-(HF)-Energie 157
Hölzer 13
Holzschutzmittel 13, 142, 143, 146
Holzstäube 53
Hormon 8, 106
– Melanozyten-stimulierendes 8
Hormonmangelsyndrome 127
Hornissen 68
Hühner 53
Hühnerei-Allergie 61
Hühnerembryonen 61
Hummeln 68
Hund 36, 53, 67
Hydrazin 14
Hydrochlordthiazid 26
2-Hydroxy-4-Methosybenzophenon 26
Hygieneinstitute 194
Hygienemaßnahmen, Pilztherapie 95
Hyperpigmentierung 12, 103
Hypopigmentierung 103
Hyposensibilisierungsbehandlung 50, 71, 72
– Heuschnupfen 50
– bei Insektengiftallergie 71, 72
– Schnellhyposensibilisierung 72

I
Immunität 15
Immunsuppression 29
Immunsystem 69
Impetigo 31
Impfstoffe 61

223

Industrie 13, 133
Infektionen der Haut 31 32
Infrarotstrahlung 22
Innenraum 74, 140 ff.
- Schadstoffquellen 142, 143, 146, 147
- Verschmutzungen 74
Innenraumluft 13, 140 ff., 152
- Beurteilung 152
Insekten 53
Insektengift 68, 70
- Allergie 68-74
- - Hyposensibilisierung 71, 72
Insektizide / Insektengift 14, 51, 164
Interferontherapie 102
Inversionswetterlage 109, 134
Iodide 14
ionisierende Strahlen 19
Isocyanate 53
isometrisches Training 192
4-Isopropyldibenzoylmethan 26

J
Jod 14
Jugendarbeitsschutzgesetz 186

K
Kadmium 13, 14, 122, 135, 143
Käfer 53
Kaffeestaub 53
Kaninchen 36, 53
Karotine 6
Karzinom, spinozelluläres 29
Katalysatoren 117
Katze 53, 67
Kaugummikautest 128
Keratin 6
Keratose, aktinische 29
Kernkraftwerke 19
Ketone 151
Kfz-Abgase 13
Killer-Smog 109
Kinder
- Leukämierate 20
- Mutter-Kind-Verhältnis 37
Kleidung 24, 162-166
- ökologisch geprägte 165
Kleinfeuerungsanlagen 13
Klimakterium 33

Klimatherapie 89, 90
Knochen, psoriatrische Veränderungen 85
Knötchen 10
Knoten 10
Kobalt 14, 122
Kohlehydrate 162
Kohlendioxid (CO_2) 115
Kohlenmonoxid 14, 134, 150
Kohlenwasserstoffe 14, 113, 116, 136, 137, 148, 150, 151
- aromatische 148
- chlorierte 148
- halogenierte 151
- leicht flüssige 150
- organische 148
- polyzyklische aromatische (PAH) 136, 137, 150
Komedon (Mitesser) 32, 33
Kondensatoröl 143
Konservierungsstoffe 60, 80
Kontaktallergene, häufige und Körperregionen 81
Kontaktekzem 10
- allergisches 79-81
Kopf, behaarter 81
Körperbehaarung, vermehrte 107
Körperpflege, allgemeine 90
Körperpflegemittel 41
Körperregionen und häufige Kontaktallergene 81
Kortison 43, 88, 90
Kosmetik - Hautpflege 167 ff.
Kraft- und Fernheizungswärme 134
Kraftwerke 13
Krankheiten 179
Kratzepisoden, Neurodermitis 36
Krebs, schwarzer Hautkrebs 24
krebserregende Stoffe 18, 19
Krebsrisiko 117
Kreuzreaktionen 65
Krupp, Pseudo-Krupp 134
Krusten 10
Kuhmilch-Allergie 61
Kunststoffe 131, 142
- chlorierte 168
Kupfer 14, 122
Kurzzeitmeßröhrchen 149

L

Lammfelle, Neurodermitis 36, 37
Landmannshaut 29
Lasern 182
Latex 53
Laugen 18
Lebensmittelallergie 39
Lebensmittelzusatzstoffe 44, 59, 60
- allergie-relevante 60
Lederhaut (Dermis) 5
Leggins-Dermatitis 163
Leistungssportler 114
Lentigo maligna 29
Leukämierate bei Kindern 20
Licht
- Eigenlichtschutz 23
- und Hautkrebs 96 ff.
- sichtbares, Strahlen 22
- Sonnenlicht 103
- Wirkung 177
lichtprovozierte Reaktionen 29
Lichtschäden 181
Lichtschutzfaktor (LSF) 24, 29
Lichtschutzpräparate, wasserfeste 28
Lichtschwiele 6, 29
Limonen 153
Lindan (Hexachlorcyclohexan) 154
Lipide 6
Lipidsenker 106
London-Smog 109
Los-Angeles-Smog 109
Lösungsmittel 13, 142, 150
Löwe 53
LSF (Lichtschutzfaktor) 24, 29
Luft
- Atemluft 134
- Außenluftallergene 77, 78
- Außenluftbelastung 133, 134
- Innenraumluft 13, 140 ff., 152
- Qualität 140
- trockene 143
Luftschadstoffe 42, 50, 115
- Außenluft und Innenräume 150
- Emissionsquellen 111
- Messung 116
Lymphknoten 10

M

Magen-Darm-Trakt, Hefepilzbesiedlung 38
MAK-(Maximale Arbeitsplatzkonzentration)-Werte-Liste 18, 152, 197
Makrophagen 7
Malignome 29
Mangan 13, 14
Marder 53
Mastzellen 7, 69
Maus 53
MdE (Minderung der Erwerbsfähigkeit) 187
medikamentöse Behandlung, Pilzerkrankungen 92, 95
Meerschweinchen 53
Mehl 53
- Allergien 49, 53
Melanogenese 29
Melanom 10, 24, 29, 100, 101
- Hautkrebs- und Melanomvorstufen 102
- malignes 24
- - Lentigo maligna-Melanom 29
Melanozyten 6, 8
- melanozyten-stimulierendes Hormon 8
Menopause 127
Mercaptane 14
Merulius lacrymans 57
Messer 102
Metalle 141
Metanol 148
Methan 116
8-Methoxypsoralen 27
p-Methoxyzimtsäure-Isomylester 26
Milben 55
Mineralfasern 142, 150
Mineralien und Schwermetalle 124 ff.
Mineralstoffe 162
Mistel 102
Mitesser (Komedon) 32, 33
Mobilfunkgeräte 157
Modeschmuckallergie 80
Molybdän 122
8-MOP (8-Methoxy-Psoralen) 30
Morbus Favre-Racouchot 29
Moschus-Ambrette 167

225

Moschus-Xylol 167
Motten 53
Moxibustion 174, 175
Mücken 53
Mülldeponien 116
Mundschleimhaut 81
Mutter-Kind-Verhältnis 37
Muttermilch 61

N
Nährcreme 32
Nahrungskette 134
Nahrungsmittel 13
- Allergien 39, 51–66
- - Allergieauslöser 64, 65
- - Diät 63
- - Manifestierungsmöglichkeiten 63
Nalidixinsäure 27
NAPOL (Nationales Pollenmessnetz) 77
Nervenkörperchen 7
Nervensystem 8, 14
Nervenzellen 7
Nerz 53
Neunerregel nach *Wallace*, Verbrennungen 17
Neurodermitis 34–45, 189
- Auslöser 36, 37
- Berufe, ungeeignete 39
- Eltern und Krankheit 37
- Hefepilzbesiedlung des Magen-Darm-Trakts 38
- Kratzepisoden 36
- multifaktorielles Geschehen 37
- Mutter-Kind-Verhältnis 37
- Suchdiät 39
- Umwelteinflüsse 42–45
- zusätzliche Erkrankungen bei Neurodermitis 39, 40
Neutronenstrahlen 156
Nickel 13, 14, 79, 122, 131
- Sensibilisierung 79
Niere 14
Niesen 49
Nitrite 60
Nitromoschus-Duftstoffe 167
Notfallapotheke 73
Nukleinsäure 6

O
Oberhaut (Epidermis) 5
Obst-Allergien 52
Ofenheizungen 145
Ohren 81
Ohrlochstechen 80
Öko-Etikett 165
Ökologie 50
- Arbeitsgemeinschaft Ökologischer Forschungsinstitute (AGÖF) 145
ökologisch geprägte Kleidung 165
Öko-Standards 165
Öko-Test 166, 167
Öl-Duschbad 42
organische Verbindungen 133
- polare (POC) 150
Östrogene 103
Östrogenmangel-Syndrom 33
Ozon / Ozonschicht 13, 24, 51, 112–115, 135, 138, 150
Ozonkonzentration 114
Ozonmangel in der Atmosphäre 97
Ozonrichtlinien, fehlende 138
Ozonwirkung auf den Menschen 137, 138

P
PAK 122
Palladium 131
Paraaminobenzoesäure 26
Parfüms 167
Passivrauchen 74
PCP (Pentachlorphenol) / PCB-Produkte 122, 143, 147, 154, 165
Pencillium 57
Pentachlorphenol (*siehe* PCP)
Per 122
Perchlorethylen 152, 153
Perianalregion 81
Pestizide 14, 133, 164
Pferd 53
Pflanzenschutzmittel 164
Pflege 40
- Abendpflege 40
- Tagespflege 41
Pflegemittel 32, 41
- Körperpflegemittel 41
- Pflege- und Nährcreme 32

Phenole 18, 122
- polychlorierte 18
Phenothiazine 27
Phenylalanin 104
Phenyle 146
Photoallergene 26
photoallergische Reaktionen 25
Photo-Sole-Therapie 90
phototoxische Reaktionen 25
phototoxisch-wirksame Medikamente 27
Physiologie 5
Pickel 32
Pigmentbildung 8, 12, 29, 103
- Hyperpigmentierung 12, 103
- Hypopigmentierung 103
- Sofortpigmentierung 8, 29
- Spätpigmentierung 8
Pigrinsäure 12
Pilze / Pilzinfektion 13, 31, 93–96
- Hefepilzbesiedlung des Magen-Darm-Trakts 38
- Schimmelpilze 57, 141
- Therapie 94, 95
- - Ernährungsumstellung 95
- - Hygienemaßnahmen 95
- - medikamentöse 94
- Weißfleckenpilz (Pityriasis versicolor) 104
- Zusammenhang mit der Haut 93
Pilzenzyme 53
Pilzsporen 51, 53
Piroxicam 27
Pityriasis versicolor (Weißfleckenpilz) 104
Platinsalze 53
Plüschtiere 36
POC (polare organische Verbindungen) 150
Pollen 46, 47, 51, 53, 65, 66, 77, 141
- Baumpollen 47
- Beifußpollen-Allergie 66
- Blütenpollen 141
- Frühpollen-Allergie 65
- Gräserpollen-Allergie 47, 66
- NAPOL (Nationales Pollenmessnetz) 77
- Pollenflugfrühwarndienst 197
- Wildkräuterpollen 47

Pollenkonzentration 46
Pollinosis, saisonale, Auslöser 47
„portables" 158
positive Akzente 192
Poster- und Posterserien, Bundesumweltamt 206
Präkanzerosen 29, 182
Prävention 31, 161 ff.
- Arbeitsgemeinschaft für Prävention der Deutschen Dermatologischen Gesellschaft 31
Prick-Test 44, 54
Proferin 6
Promethazin 26
Proteasen 53
Proteine 6, 162
Proteoklykane 6
Pseudo-Krupp 134
Psoriasis 82
- Auslöser 83
- Deutscher Psoriasis Bund 86
- Ernährung 91, 92
- Erscheinungsbild 83
- P. geographica 84
- P. gutata 84
- P. gyrata 84
- P. punctata 84
- P. pustulosa 84
- P. vulgaris 82
- Therapie 86, 87
psoriatrische Veränderungen 85
- Gelenk 85
- Knochen 85
Psyche 24
psychotherapeutische Verfahren 45, 189
PUVA-Erythem 29
PUVA-Methode 89
PVC 168

Q
Qigong 174, 176
Quaddeln 10
Quecke 47
Quecksilber / Quecksilberbelastung 14, 122, 126, 135, 143
- Normbereiche 132
Quecksilbervergiftung 131

R
Radioaktivität 155
- natürliche 142
Radioimmunoassays (RIA) 44
Radionuklide 14
Radiowellen 22
Radon 13, 142, 148, 150, 155
Ratte 53
Rauchen 74, 146
rechtliche Aspekte 187 ff.
Reiki 174, 176
Reinigungsprodukte 179
Reizbestrahlung 104
Reizgase 134
Rentenversicherung 187
Reproduktionsorgane 14
Rhinitis (*siehe auch* Heuschnupfen) 46–51
- allergische 46
- perenniale 49
- spezifische Auslöser 51
- Therapie 49, 50
- unspezifische Auslöser 51
Rind 53
Rispengras 47
Rizinusbohnen 53
Roggen 47
Röntgen 19
Röntgenstrahlen 22
- zulässige Dosen 19
Roßhaarmatratzen, Neurodermitis 36
Roßpferde 36
Rückfetten der Haut 38

S
Salbengrundlage 80
Salicylsäure 88
Salizylanilide, lokal halogenierte 26
Salpetersäure 12
Säuger 53
Säureanhydride 53
Säuren 18
Schadstoffe 13
- Schadstoff-Emissionen nach Sektoren 110
Schaf 36, 53
Schältherapie 182
Schilf 47

Schimmelpilze 57, 141
Schimmelsporen 142, 143
Schleiftherapie 182
Schmierstoffe 33
Schnellhyposensibilisierung 72
Schock, anaphylaktischer 70
Schorf 10
Schuppen 10
Schuppenflechte 2
Schutzfähigkeit 179
schwarzer Hautkrebs 24
Schwebstäube 150
Schwefeldioxid (SO_2) 13, 51, 76, 133, 134, 150
- Werte 76
Schwefelkohlenstoff 14, 116
Schwefelwasserstoff 116
Schweißdrüsen 7, 9
Schwermetall / Schwermetallbelastung 33, 106, 116, 119, 124 ff., 133, 143, 144, 150
Schwimmen 52
Sebum (Hauttalg) 32
Seemannshaut 29
Seifen 179
Sensibilisierung 79
- Hyposensibilisierung (*siehe dort*) 50, 71, 72
- Nickelsensibilisierung 79
Seveso V
Shiatsu 174, 176
„sick-building"-Syndrom (SBS) 149
Smog 109–113, 134, 139
Smog-Alarm 113
Smog-Verordnung 112
Sofortpigmentierung 8, 29
Sommersmog 112, 139
Sonnenbrand 13, 29
Sonnenlicht 103
Sonnenschutzmittel 25, 28
Soor 93
Sorbinsäure 60
soziale Aspekte 187 ff.
Spätpigmentierung 8
Speichel 132
Spielplätze, belastete 13
Spinaliom 98–100
Spinnmilben 53

Sporen 143
Sport 114
Sportmediziner 24
Stamm 81
Staubmilben 51, 75, 143
Staubniederschlag 150
Stickoxide 76, 113, 116, 150
- Werte 76
Stickstoffdioxid 13
Stickstoffmonoxid 139
Stickstoffverbindungen 133
Stirn 81
Stoffwechselorgane 14
Strahlen 13, 19
- elektromagnetische Strahlen- / Störfelder 13, 143, 157–159
- energiereiche 13
- Gammastrahlen 22, 156
- Infrarotstrahlung 22
- ionisierende 19
- Neutronenstrahlen 156
- Radiowellen 22
- Röntgenstrahlen 22
- sichtbares Licht 22
- UV-Strahlung (*siehe dort*) 22
Strahlenexposition, mittlere jährliche 21
Strahlenschäden 19–22
- Quellen der künstlichen Strahlenbelastung 20
- therapeutisch bedingte 20
Strahlenschutz 157
- Bundesamt für Strahlenschutz 157
Strontium 14
Subcutis (Unterhaut) 5, 7
Suchdiät, Nahrungsmittelallergie 39
Sulfitverbindungen 60
SUP (selektive UV-Phototherapie) 89
Super-GAUs 155

T
Tagespflege 41
Tai Chi 174, 176
Talgdrüsen 7
Tartrazin 60
Taschenbücher, Bundesumweltamt 206
Tätowierung 12

Teer 27, 86
Telefonnummern Pollenflugfrühwarndienst 197
Teppichböden 144
Terpene 148, 151
Testpflaster 80
Tetrachlorkohlenstoff 14
Tetrachlorsalizylanilid (TCSA) 26
Tetraethyl 135
Tetrazykline 27
Thallium 14, 122
Therapeutika, moderne 88
therapeutisch bedingte Strahlenschäden 20
Therapieverfahren 89, 172 ff.
- alternative Therapieformen 172 ff.
- Therapie mit ätherischen Ölen 172–174
thermische Schädigung 16, 17
Thesit 43
Thyreostatika 106
Tiaprofensäure 26, 27
Tierhaare / Tierhaarallergie 51, 66, 67, 141
Toluol 122, 153
Totes Meer 89
Training, isometrisches 192
Transplantationen 59
Tribromsalizylanilid (TBSA) 26
Trichloressigsäure 182
Trichlorethen 14
Trichlorethylen 14
Trinkwasser 13, 42, 121
- Grenz- und Leitwerte 123
- Grenzwert der Trinkwasserverordnung 121
TRK (Technische Richtkonzentration für krebserzeugende oder krebsverdächtige Stoffe) 198
Tschernobyl V, 155
- Dermatose 155
Tuina 174, 177
Tuluol 14

U
Umweltämter 194
Umweltdermatologie am Arbeitsplatz 185 ff.

Umwelteinflüsse bei Neurodermitikern 42–45
Umwelterkrankungen, Auslöser 109 ff.
Umweltfaktoren 179
Umweltmedizin
- Beratungsstellen, umweltmedizinische 193, 201
- Informationen, umweltmedizinische 193 ff.
- Zusatzbezeichnung 193
Umweltschadstoffe 51
Unfallversicherung 185
Unterhaut (Subcutis) 5, 7
Unterschenkel, Ulcus cruris 81
UV-Strahlung 22, 29
- UV-A 22
- - Erythem 29
- UV-A$_1$ 22
- UV-A$_2$ 22
- UV-B 22
- - Erythem 29
- UV-C 22
UV-Bestrahlung / UV-Therapie 21, 22, 88
- SUP (selektive UV-Phototherapie) 89

V
Vanadium 14
Verbrennungen 17
- Neuenerregel nach *Wallace* 17
Verfärbungen der Haut 12
verhaltenstherapeutische Richtung 45
Verhornungen 10
Verkehr 13, 50, 113, 133
Veröffentlichungen des Bundesumweltamtes 204–208
- Broschüren 206
- Faltblätter 205
- Kurz-Informations-Blätter (KIB) 208
- Poster- und Posterserien 206
- Taschenbücher 206
Vinylchlorid 14
Vitamine und Vitaminabkömmlinge 12, 106, 161, 162
- Vitamin A 12
- Vitamin C 161

Vitiligo 104
Vögel 53, 67
Vorratsmilben 53

W
Wallace-Neunerregel, Verbrennungen 17
Warzen 31
Wasser 162
wasserfeste Lichtschutzpräparate 28
Wasserflöhe 53
Wasserstoffantrieb 140
Weichmacher 142
Weidegras 47
Weißfleckenkrankheit 104
Weißfleckenpilz (Pityriasis versiculor) 104
Weizen 47
Wespen 68
Wildkräuterpollen 47
Wismut 14
Wohnraumklima 75
„www.allergie.de" 3
„www.derminform.de" 3
„www.haut.de" 3
„www.uminfo.de" 193

X
Xerose 38
Xylole 122, 150, 153

Y
Yoga 174, 177

Z
zahnärztliche Materialien 126, 127
Zellulitis 9
Zen 174, 177
Ziervögel 53
Zigarettenrauch 13, 14
Zink 14, 122
Zinn 14
Zuckmücken 53
Zwiebelpflanzen 53
Zykloalkanide 148
Zytostase 102
Zytostatika 106

GPSR Compliance
The European Union's (EU) General Product Safety Regulation (GPSR) is a set of rules that requires consumer products to be safe and our obligations to ensure this.

If you have any concerns about our products, you can contact us on

ProductSafety@springernature.com

In case Publisher is established outside the EU, the EU authorized representative is:

Springer Nature Customer Service Center GmbH
Europaplatz 3
69115 Heidelberg, Germany

www.ingramcontent.com/pod-product-compliance
Lightning Source LLC
LaVergne TN
LVHW010340260326
834688LV00036B/793